天然食材养生宝典
上海市优秀科普作家获奖科普作品

天然食材养生宝典——干果杂粮

张志华　主编

科学出版社
北京

内 容 简 介

干果与杂粮是我国的传统食材,千百年来一直在人们的食物中占有重要的地位。各种干果杂粮中含有丰富的营养物质,是药食两宜的佳品。本书以中医学"医食同源"、"药食同源"为依据,叙述了常见干果杂粮的食疗功效,如栗子、白果、红枣、花生、薏米、荞麦等,同时以生动的笔法讲述了与干果杂粮相关的文化知识,赋予了养生保健类作品丰富的人文内涵。

图书在版编目(CIP)数据

干果杂粮/张志华主编. —北京:科学出版社,2016

(天然食材养生宝典)

ISBN 978-7-03-048637-0

Ⅰ. ①干… Ⅱ. ①张… Ⅲ. ①干果—食物养生②杂粮—食物养生 Ⅳ. ①R247.1

中国版本图书馆 CIP 数据核字(2016)第 127581 号

责任编辑:朱 灵

责任印制:谭宏宇/封面设计:殷 靓

科 学 出 版 社 出版

北京东黄城根北街 16 号

邮政编码:100717

http://www.sciencep.com

南京展望文化发展有限公司排版

江苏省句容市排印厂印刷

科学出版社发行 各地新华书店经销

*

2016 年 7 月第 一 版 开本:B5(720×1000)

2016 年 7 月第一次印刷 印张:11

字数:172 000

定价:32.00 元

(如有印装质量问题,我社负责调换)

前言

干果与杂粮是我国的传统食材,千百年来一直在人们食物中占有重要地位。干果大多作为滋补品用来养生保健,如胡桃、松子、栗子、百果、红枣、莲子、百合、龙眼、荔枝等。杂粮大多作为粮食充饥,如小米、黑米、玉米、荞麦、红薯等。

一般干果营养丰富,不仅蛋白质含量高,而且质量好,其蛋白质为全价蛋白质,人体所需氨基酸齐全,且接近人体需要的比值,营养价值高。一般干果中所含的脂肪是不饱和脂肪酸,可降低血液中的胆固醇含量、血液黏度,能有效地预防和治疗动脉血管硬化,是高血压、冠心病、高脂血症、动脉血管硬化等患者理想的康复食品。

一般干果中,如胡桃、松子还含有丰富的维生素 E,维生素 E 又叫"青春素",是体内重要的抗氧化剂,具有强大的抗衰老性能,为老化现象的预防和寿命的延长提供了可靠的营养剂。维生素 E 还能清除因日晒、污染、压力产生的自由基,保护肌肤组织,促进皮肤微血管循环,保持脸色红润有活力,预防肌肤过早松弛、出现皱纹等作用。因而,中老年人经常适量食用食用胡桃、松子等干果,有预防衰老、润肤美容的功用。

一般杂粮中含有丰富的微量元素与膳食纤维。微量元素是组成人体的重要物质,它们参与了机体许多的新陈代谢过程,具有重要的生理及营养价值,是保持人体健康的重要物质。据现代药理学研究表明,微量元素中的硒和镁有抑制肿瘤的生长、防癌抗癌作用。硒元素能加速体内过氧化物的分解,使癌细胞得不到分子氧的供应而受到抑制。镁元素一方面能抑制癌细胞的发展;另一方面能促使体内致癌物质加速排出体外,这对预防癌症具有重要意义。

一般杂粮中含有丰富的膳食纤维,膳食纤维虽然不是人体所必需的营养物质,但膳食纤维的养生保健价值越来越为人们所重视。近年来,膳食纤维甚至被人们誉为"第七营养素",膳食纤维是人体内的"清道夫",具有排毒通便、降低血脂、降低血压的功用，对预防现在各种各样的高脂血症、高血压、糖尿病、冠心病等"城市病""富贵病"具有良好的作用。

近年来，我国粮食消费结构正在发生着由"食不厌精"到"杂粮粗食"的变化，人们深知长期食用细粮精食对健康不利，还易患糖尿病、冠心病、结肠癌等疾病。因而，曾一度被冷落多年的杂粮粗食，如今又重新引起人们的关注和青睐，尽管价格较高，远远超过大米、面粉的售价，但人们仍乐意解囊选购，把它作为增加食欲的调味品。

如今人们对粗粮的烹制一改过去的粗粮粗作，而在"精""细"上大做文章，使粗粮不仅营养好，而且口味也好。如用玉米、小米制成的玉米条、小米锅巴、爆玉米花等香脆可口，已成为孩子们喜爱的食品；又如用红薯制成的烤红薯又甜又香，成为城市中的"风味小吃"，再如香酥红薯片又香又酥，成了酒席上的佳肴。现在人们对吃，不仅仅是要求其生理上的需要，更是融入了养生保健、预防疾病的意识。

干果与杂粮都是药食两宜佳品，本书以中医学"医食同源""药食同源"为依据，倡导我国历代医家都十分重视的食疗，主张"药疗"不如"食疗"。正如唐代著名医学家孙思邈在《备急千金要方》一书所说的"凡欲治疗，先以食疗，既食疗不愈，后乃用药尔"。他认为，当人们生病时，医生应该先用日常生活中的食物进行治疗，在治疗不愈的情况下，再及时用药医治。

本书所主张的"食疗"，都取自于人们日常生活中的干果与杂粮等天然植物，具有取材方便，简单实用，疗效特殊，即使长期运用，也不会产生耐药性及毒副作用的诸多优点。

中国古代医书中将那些能用食物治病的医生美誉为"上工"，如《太平圣惠方》中曰："夫食能排邪而安脏腑，清神爽志以资气血，若能用食平疴，适情遣疾者，可谓上工矣。"这说明用食物治病的医生之医术高明，此法更有利于治疗疾病、康复机体、增强体质、防病抗衰、延年益寿。这也是祖国医学防治疾病的独特之处，在本书中进一步运用的表现。

本丛书在策划、主编、写作过程中，承蒙有关颇有造诣的专家热情地指导与支持，参与本书写作的还有谢玉艳、张质佳、于峻，在此表示衷心的感谢！

由于水平有限，书中疏漏之处在所难免，敬请读者赐教，不胜感谢！

本书部分内容源于 2009 年由上海科技文献出版社出版的《干果杂粮中的灵丹妙药》，深受广大读者的欢迎，出版仅 8 个月全部售完，不得不再加印以供读者之需，曾荣获第二十三届中国华东地区科技出版社优秀科技图书二等奖。

书中所蕴涵的丰富的中华民族传统食疗的人文思想与科普创作特点深深吸引了中国台湾地区中版界人士,于 2011 年在中国台湾地区出版繁体字版本。现有幸得到科学出版社的青睐出版,为此表示衷心感谢!

张志华

于上海杏林书斋

目录

> 〔导读词〕
> 胡桃是一次种植,百年收益
> 的果树
> 洞房中存放"核桃",喻为"百
> 年好合"
> 胡桃营养价值是肉类的 10
> 倍,鸡蛋的 12 倍
> 胡桃仁是我国民间传统的冬
> 令进补佳品

> 〔导读词〕
> 古代种千棵栗树,其身价跟
> 千户公侯一样高贵
> 宋代已有"糖炒栗子",是我
> 国特色的风味小吃
> 栗子有"干果之王"之美称,
> 是价廉物美的滋补品
> 生栗子是治年老肾亏、脚膝
> 酸软、小便频数的佳品

V

（导读词）
深秋白果树叶子变成金黄色，十分好看
白果树寿长，有三千年古树，可与恐龙相提并论
古时考生科举考试前吃几粒白果，以防考中小便
白果有一定的毒性，不宜多食，会引起食物中毒

（导读词）
古人喜以杏花、杏林、杏园给亭台楼阁命名
美国人在婚庆上送发杏仁糖，以示新婚幸福浪漫
教你一个保存杏仁、防止霉变的最佳方法
杏仁是世界卫生组织推荐的健康食品之一

（导读词）
世界一半的红松生长在我国黑龙江小兴安岭
从古至今认为老人常食松子最有养生保健的功用
松仁炒甜玉米，烹制简单，香脆甜糯，营养丰富
松仁含油量高不要长期存放，有"哈喇味"已变质

红枣——补虚益气、养心安神 /44

【导读词】

乐陵金丝枣为乾隆皇帝大加赞赏,曾给"枣王牌"

乐陵县有一棵枣树唐代名将罗成曾在树下拴马驻憩

鲜枣中维生素C、P最丰富,有"活维生素丸"之美称

实验表明,吃红枣机体康复要比服维生素丸快3倍以上

荔枝——补血养心、健脾益肝 /54

【导读词】

杨贵妃喜食荔枝,李隆基下旨飞骑传送,昼夜兼程

苏东坡嗜荔枝至"日啖荔枝三百颗,不妨长作岭南人"

荔枝易变质有"一日色变,二日香变,三日味变"的特点

多食荔枝要影响肠胃功能,还引起低血糖症的"荔枝病"

> **(导读词)**
> 传说南越王赵佗曾以龙眼进贡给汉高祖
> 讲述一个名叫龙眼的少年，勇斗恶龙的传说
> 清代医家王立雄称赞龙眼为"果中神品,老弱宜之"
> 买鲜龙眼时要注意与疯人果的区别,以免食物中毒

> **(导读词)**
> "石莲坚刚,可历永久",千年莲子居然发芽开花
> "太空莲"为莲子珍品,粒大色白,炖之酥而不散
> 莲子含钾为动植物之首,常吃是补钾的最好途径
> 古人认为常食莲子,清心火、平肝火、百病可祛

> **(导读词)**
> 百合是吉祥之物,每逢喜庆佳节互相馈赠
> 向新郎新娘献百合花,寓言"相亲相爱、百年好合"
> "百合炒西芹",绿白相映,清香脆爽,烹饪简便

〔导读词〕

哥伦布发现美洲大陆后，揭开了世界种植花生的新历史
中国名菜"宫爆肉丁"，以花生为主料，香鲜味美，独具风味
花生营养价值高，产热量高于肉类，故有"素中之荤"之美称
花生最易发霉，黄曲霉素致癌性很强，霉变花生不要食
近50年，花生引发过敏症日益增多，重者可引起死亡

〔导读词〕

据载：古代一妇女，生食胡麻八十余年，色如少女
民间办喜事把芝麻插种在门口，寓言"芝麻开花节节高"
"小磨香油"堪称中国一绝，油色淡黄透亮，香气浓溢
芝麻碾碎成细末再食用，更有利于人体的消化吸收

（导读词）
8 000 年前我们祖先从野生
"狗尾草"选育驯化成小米
品种
小米品种繁多，有籼性、粳
性，"粟有五彩"黄白红紫黑
讲述一个关于小米的金黄、
香甜神话般的民间传说
小米营养丰富，故被营养专
家称为"保健米"

（导读词）
历代帝王把血糯米作为宫廷
养生珍品，称为"贡米"
用血糯米烧饭、煮粥，先要用
清水浸泡一昼夜
血糯米营养成分多聚集在黑
色皮层，故不像白米那样精
加工
民间有"逢黑必补"之说，血
糯米是理想的营养保健食品
市场上掺假血糯米较多，染
色血糯米经水洗后掉色厉害

（导读词）
米仁在是我国一种古老的食
药佳品
米仁鲜奶制成的"米仁奶
茶"，香浓甜美，常服可美容
米仁较难煮软，烹饪之前要
用温水浸泡 2～3 小时，米仁
营养价值很高，是一种理想
的病后康复食品
米仁对子宫有一定的兴奋作
用，故孕妇千万不能服食

(导读词)

玉米有:糯玉米、甜玉米、爆裂玉米、高油玉米等品种

16世纪,玉米是外国人献给中国皇帝的礼物,故有"御麦"之称

甜玉米在欧美已经成为人们不可缺少的一种蔬菜

玉米许多营养在玉米胚之中,吃玉米要把玉米胚尖也吃了

(导读词)

荞麦生长期极短,两三个月即可收获

荞麦开花遍地如撒雪花,蜜蜂飞来飞去,景色十分优美

苦荞麦营养价值居诸粮食之首,可防治现代"文明病"

荞麦食品中"汤饼"、"荞面饸饹"是最有特色的小吃

荞麦含黄酮类成分有抗菌消炎作用,故有"消炎粮食"之称

（导读词）

红薯是高产稳产作物，民间有"一季红薯半年粮"之说

讲述一位华侨陈振龙，从菲律宾把红薯引种到我国的传说

欧美等地刮起"红薯叶热"，一经巧手烹饪，已成餐馆上佳肴

红薯和牛奶红薯一起烹食，既增加其口感，又使营养更加全面

红薯粉条多吃可引起铅中毒，以防影响儿童的生长发育

红薯含有类似雌性激素，促进激素分泌，减轻妇女更年期综合征

胡桃 ——补肾益肝、强筋壮骨

话 说 胡 桃

胡桃又称核桃、羌果,为胡桃科植物胡桃的种仁,原产于伊朗,2 000 多年前传入我国。现在,我国胡桃的主产区有山西、陕西、山东、安徽、江苏、河南、河北、吉林等省。

胡桃为落叶乔木植物,高达 20～25 米。花期 5～6 月,果期 9～10 月。待外果皮变黄、大部分果实顶部已开裂或少数已脱落时,打落果实,加工,晒干备用。

胡桃品种繁多,大约有上百种,其中优良品种有绵仁胡桃、露仁胡桃、阳平胡桃等,最著名的是河北的"石门胡桃",其特点是果壳极薄、口味香甜。

【历史概述】

胡桃原产于伊朗,约公元前 6 世纪传入印度、亚洲西部及地中海沿岸国家。据《名医别录》中记载:"此果本出羌胡,汉时张骞出使西域,始得种还,植于秦中,渐及东土,故名之。"羌胡是指现在的新疆、甘肃、青海一带,张骞将胡桃种引进于中原地区。

我国种植胡桃至少有 2 000 多年的历史,胡桃是一次种植、百年收益的果树,故又有"百年果树"之称,民间有"一年种,二年长,三年胡桃放满筐"的谚语。

胡桃是我国人民喜食的干果之一,并取其"核桃"的谐音逐渐融入我国民间的习俗之中,新婚之日都要在洞房中存放"核桃",喻为"百年好合",象征着新婚夫妻的爱情天长地久。

胡桃是世界三大干果之一,具有较高的经济价值。胡桃油芳香可口,是优良的食用油。胡桃木质坚硬,纹理秀丽,不腐不裂,为高级家具木材。胡桃壳可制活性炭,树皮、果皮、枝叶等富含单宁,又可提炼烤胶。

【烹饪简介】

胡桃仁烹饪方法不多,有生食、炒食、炸食、煮食。生食最简单,但要注意饮食卫生。炒食可制成原味、椒盐、奶油等味道,但一般当作零食食用。

炸食胡桃仁香酥脆美,琥珀胡桃就是油炸的一种食品,先将胡桃仁油炸后,再裹上一层薄薄的糖浆,色泽如琥珀,吃起来又香又甜又脆,但肥胖者、高脂血症、糖尿病等不宜食用。

胡桃仁可与鸡肉炒制成"胡桃鸡丁";与虾仁炒制成"胡桃虾仁";也可与春笋、猪肉丁、豆腐干等烹饪成"胡桃八宝辣酱"。

烹饪这些菜肴都要用油将胡桃仁炸至脆香,最后再放入菜中一起炒匀即可。但是,炸胡桃仁一定要用小火,以防炸焦,影响口味。

胡桃仁与莲子、红枣、枸杞、龙眼肉等一起煮食,是中老年人补肾益肝的滋补品;胡桃仁与黑芝麻分别炒熟,研为细末,混合一起食用,具有润泽肌肤、改善皮肤弹性、乌黑头发、延缓衰老的功用,是民间传统的冬令进补佳品。胡桃仁也可制作各种糕点和小吃,甜美可口。

选购小窍门

选购胡桃,要以颗粒大小均匀、外壳皮薄、纹路细、易捏碎,肉质细腻,富含油脂者为佳品。选购胡桃仁,要以肉质饱满、肥厚、有脆性,口味清香,无虫蛀、无杂质、无苦涩、无哈喇味、无霉烂变质为佳品。

【营养价值】

胡桃富含蛋白质、脂肪、糖类、磷、铁、锌、镁、磷脂和维生素 A、维生素 B_3、维生素 C 等成分,是一种营养价值很高的食品。1 千克胡桃仁相当于 9 千克牛奶或 5 千克鸡蛋的营养价值,胡桃营养价值是花生的 6 倍,大豆的 8.5 倍,肉类的 10 倍,鸡蛋的 12 倍。

胡桃所含的蛋白质之中有对人体极为重要的赖氨酸;其所含的脂肪主要成分是亚油酸、亚麻酸等不饱和脂肪酸,能降低血中胆固醇,故常食胡桃仁能有效地预防和治疗动脉血管硬化。

胡桃中含有丰富的磷脂,磷脂对增进机体细胞活力、促进造血机能及毛发的生长、提高脑神经功能有重要作用,尤其是补脑益智的功用较为显著。

胡桃仁所富含的锌、锰、铬等微量元素,有参与机体新陈代谢、保持心血管和内分泌的正常功能、延缓衰老等重要作用,锌是生殖机能重要的物质,具有增强性功能,提高生育能力,还有防治头发过早变白和脱落的效果,也是中老年人养生益寿的滋补食品。

【文献记载】

我国历代医学家把胡桃视为治病的良药,并根据临床实践对其药用价值进行了研究与论述,现选录如下。

唐代医学家孟诜在其所撰的《食疗本草》中述,胡桃"通经脉,润血脉,黑须发,常服骨肉细腻光润"。

明代著名药物学家李时珍在其所撰的《本草纲目》中曰,胡桃"补气养血,润燥化痰,益命门,利三焦,温肺润肠。治虚寒喘嗽,腰脚重痛,心腹疝痛,血痢肠风,散肿毒,发痘疮,制铜毒"。

我国古代重要的药物学专著《医林纂要》中称,胡桃"补肾,润命门,固精,润大肠,通热秘,止寒泻虚泻"。

清末名医张锡纯在其所著的《医学衷中参西录》中述:"胡桃,为滋补肝肾、强健筋骨之要药,故善治腰疼腿疼,一切筋骨疼痛。为其能补肾,故能固齿牙,乌须发,治虚劳喘嗽,气不归元,下焦虚寒,小便频数,女子崩带诸证。"

【适宜应用】

中医学认为,胡桃性温,味甘,入肺、肾、肝,具有补肾益肝、温肺定喘、养血乌发、补气通脉、强筋壮骨之功效,适应久咳喘促、虚劳喘嗽、失眠多梦、肾虚头晕、早生白发、肾气虚弱、腰痛脚弱、筋骨酸痛、阳痿遗精、小便频数、肠燥便秘、女子崩带等症。

胡桃夹可治噎嗝、遗精、遗尿等症。胡桃肉与补骨脂可治阳痿、腰膝冷痛、遗精等症。

每日常用量:煎汤内服,9～15克,单味嚼服,10～30克。外用:捣烂敷患处。

现代医学研究发现,胡桃可防治神经衰弱、记忆力衰退、心脑血管疾病、胆石症、泌尿结石等症。

温馨提醒

　　胡桃因性温,凡风寒感冒、痰火积热、阴虚火旺、腹胀者忌服。凡支气管扩张,肺结核患者,不宜胡桃与酒同食,可引起咯血等病。因胡桃仁含油量较高,故便溏腹泻者不宜多食,以防腹泻加重。胡桃与野鸡肉相克,不宜一起食用,以免不良反应。

胡桃的食疗功效

　　近几十年来,国内外有关专家运用现代科学技术对胡桃进行了各方面的研究,对其药理研究结果概述如下。

胡桃是补脑益智的佳品

　　据现代药理学研究表明,胡桃中含有丰富的磷脂,人体神经细胞和大脑细胞是由磷脂为主所构成的细胞薄膜包覆,磷脂不足会导致薄膜受损,引起智力减退、记忆力下降、精神紧张、失眠等症状,而磷脂中所含的乙酰进入人体内与胆碱结合,构成乙酰胆碱,而乙酰胆碱恰恰是各种神经细胞和大脑细胞间传递信息的载体,可以加快神经细胞和大脑细胞间信息传递的速度。

　　因此,常吃胡桃能及时补充大脑的营养物质,对营养脑神经组织、增强记忆力、预防老年痴呆有很好的保健作用;胡桃也是青少年、脑力工作者及正在应付考试学生的补脑益智佳品。

胡桃是抗衰美容的"长寿果"

　　据现代药理学研究表明,胡桃含有丰富的维生素 E,维生素 E 又叫"青春素",是体内重要的抗氧化剂,它在机体整个生命代谢中可防止脂肪氧化,具有强大的抗衰老性能,为老化现象的预防和寿命的延长提供了可靠的营养剂。维生素 E 还能清除因日晒、污染、压力产生的自由基,保护肌肤组织,促进皮肤微血管循环,保持脸色红润有活力,预防肌肤过早松弛、出现皱纹等作用。因而,中老年人经常食用胡桃有预防衰老、润肤美容的功用。

胡桃有净化血液,预防心脑血管病的作用

据现代药理学研究表明,胡桃含有丰富的脂肪主要成分是亚油酸、亚麻酸等不饱和脂肪酸,亚油酸、亚麻酸是人体必需脂肪酸,可以明显降低血清中高血脂和高胆固醇,调节人体血脂平衡,降解血栓,使血液循环顺畅,有效地阻断心脑血管疾病的诱发因素,有预防脑中卒、心肌梗死、动脉硬化的作用。因而,中老年人常食胡桃有净化血液、预防心脑血管病的作用。

胡桃是防治胆石症、泌尿结石的"灵丹"

据现代医学研究认为,胆结石主要是由于食物中的黏蛋白与胆汁中的凝血因子Ⅳ和非结合型胆红素相结合而生成的结石。而胡桃中所含的丙酮酸成分能止黏蛋白和凝血因子Ⅳ、非结合型胆红素的结合,能逐渐溶解、消退体内的胆结石及泌尿结石,并能将其排出体外。因此,胆石症、泌尿结石患者常食胡桃对疾病的康复大有益处。

胡桃营养保健养生美食

雪花核桃

原料:胡桃仁 300 克。

调料:豆油 500 克(实耗 35 克),白糖 200 克。

制法:将胡桃仁用温水泡软,用牙签挑去外皮,剥去外皮、洗净,用豆油开小火
　　　将胡桃仁炸至熟脆。再把白糖加入少许清水炒熬成糖浆至快要抽出丝
　　　时,倒入炸好的胡桃肉翻炒几下,撒入少许白糖,用筷子搅动使其不会
　　　粘连,待冷却后,储瓶备用。

特点:香脆,甜美,可口。

服用:每日 2～3 次,空腹当点心食 3～5 个。

功效:补肾健身、壮阳固精。

适应证:咳喘不愈、久病体虚、体虚便秘、年老体弱、腰酸膝软、阳痿遗精、小便
　　　　频数等。

备注:糖尿病、高脂血症、肥胖症等患者不宜食用。

胡桃甜酒汤

原料：胡桃肉 6 个。

调料：黄酒 50 克，砂糖 30 克。

制法：将胡桃肉焙干，研为细末，与砂糖一起放入锅内，倒入黄酒及 1 碗清水，
用文火煮沸 15 分钟，即可。

特点：酒浓香甜，味美可口。

服用：每日 1 剂，分 1～2 次服用。

功效：补肾养心、安神润肠。

适应证：阳虚头痛、失眠健忘、神经衰弱、腰膝酸软、老年习惯性便秘等。

备注：糖尿病、高脂血症、肥胖症等患者不宜食用。

胡桃人参汤

原料：胡桃肉 20 克，人参 6 克，生姜 2 片。

调料：冰糖适量。

制法：将胡桃肉、人参、生姜放入锅内，倒入 2 碗清水，煎至 1 碗，加入冰糖调
味，即可。

特点：酒浓香甜，味美可口。

服用：每日 1 剂，2 次水煎服，最后食用胡桃肉、人参。

功效：健脾益肾、敛肺定喘。

适应证：肾不纳气的虚寒性支气管炎。

备注：凡阴虚有热、痰中有血、痰热实喘、糖尿病等不宜服用。

鲜奶玉露

原料：炸胡桃肉 10 克，生胡桃肉 15 克，鲜牛奶 200 克，粳米 10 克。

调料：白糖适量。

制法：(1) 将粳米淘净后，用水浸泡 1 小时捞起，沥干水分，粳米、生胡桃肉、炸
胡桃肉、牛奶、清水放在一起拌匀，用粉碎机粉碎成浓汁后，再用纱
布过滤成核桃茸，备用。

(2) 将适量清水倒入锅内，用大火烧沸后，再加白糖，烧至糖溶化后，把
胡桃茸慢慢倒入锅内，边倒边搅拌烧沸后，即成鲜奶玉露。

特点：色泽奶白、香甜味美。

服用：每日 1 剂，分 2 次服用。

功效：健脾补肾、壮阳固精。

适应证：虚弱劳损、肾虚喘咳、遗精、阳痿等。

备注：糖尿病、高脂血症、肥胖症等患者不宜食用。

香干胡桃丁

原料：五香豆腐干 2 块，胡桃仁 75 克。

调料：酱油、精盐、味精、香油各适量。

制法：（1）将五香豆腐干洗净，用沸水焯一下，切成小丁；胡桃仁用温水浸泡数
分钟，剥去外衣，用热油炸至熟脆，冷却后切成小丁；备用。

（2）把五香豆腐干丁、胡桃仁丁放入盆内，加入精盐、味精、酱油拌匀调
好口味，淋上香油，即可。

特点：脆嫩香鲜、营养丰富。

功效：补虚养血、健脑益寿。

适应证：用脑过度、神疲乏力、年老健忘、记忆力减退、注意力不集中等。

烤胡桃馅饼

原料：胡桃 150 克，面粉 75 克。

调料：蜂蜜 50 克，白糖、黄油各适量。

制法：（1）将胡桃用沸水浸泡一下，捞出控干剥皮，放入烤箱用低温烤至干香，
研成细末，加入蜂蜜、白糖拌匀，放入涂有黄油的烤盘，放进烤箱烤
至糖色变深，糖浆变稠，取出拌匀，制成圆形成胡桃糖馅；把面粉、适
量清水放入碗内调匀成糊状；备用。

（2）将煎锅烧热后，抹上少许黄油，倒入面糊摊成圆薄饼皮，用文火煎至
五成熟时，包入胡桃糖馅，码入烤盘，放进烤箱用文火烤至香熟，即
可食用。

特点：清香甜脆。

功效：补肾壮阳、健脑抗衰。

适应证：用脑过度、神经衰弱、早生白发、年老体弱、腰酸膝软、肠燥便秘等。

胡桃康复食疗妙方

方一

适应证：头发早白，须发斑白。

妙方：胡桃适量。

用法：将胡桃破壳取胡桃仁，备用。

服用：初日服 1 颗，每 5 日加 1 颗，加至 20 颗止，再从头 1 颗食起，循序渐进。

功效：补肾益肝、养血乌发。服用后如有升火热凉血作用更为增强，用治疗血热发落，定大有良效，故选入后宫，为帝后所用。

备注：高脂血症、肥胖症等患者不宜食用。

方二

适应证：风寒头痛。

妙方：胡桃仁、葱白、细茶各 6 克。

用法：将上物捣碎，加 1 杯清水，煮沸 5 分钟，即可。

服用：每日 1 剂，趁热服用，卧床盖被发汗。

功效：温经散风、通窍止痛。

方三

适应证：神经衰弱。

妙方：胡桃肉 60 克，龙眼肉 10 克。

用法：将上物放入锅内，倒入 2 碗清水，用文火煎至 1 碗，即可服用。

服用：每日 1 剂，分 2 次水煎服食。

功效：补脑益肾、养心宁神。

方四

适应证：哮喘。

妙方：胡桃肉 20 克，杏仁 10 克，蚯蚓 15 克。

用法：将上物放入锅内，倒入 2 碗清水，用文火煎至 1 碗，即可服用。

服用：每日 1 剂，2 次水煎服。

功效：润肺益气、止咳平喘。

方五

适应证：小儿遗尿。

妙方：胡桃肉 15 克,黑芝麻 6 克,红枣 5 枚(去核)。

服用：每日 1 剂,将上物捣碎,1 次食完。

功效：补肾助阳、健脾固涩。

方六

适应证：妊娠便秘。

妙方：胡桃仁 50 克。

服用：每日 1 剂,1 次生食完。

功效：润肠通便。

栗子——补肾强骨、益气活血

话 说 栗 子

栗子又称板栗、大栗,为壳斗科栗子的果实,原产于我国,是我国的特产之一,分布于我国辽宁、北京、河北、山东、河南等地区。栗子为落叶乔木植物,树高15~20米。花期5~7月,果期8~10月。每壳斗大,球形,内生2~3坚果,坚果呈深褐色。秋天果实成熟时采集,剥出种子,晒干备用。

现在一般将栗子分为锥栗、茅栗、板栗三种。锥栗较少培植,茅栗为野生,板栗在我国北京、山东、河北、辽宁、陕西、河南等地多有栽培,其中以良乡栗子和天津板栗为上品,其皮薄、颗粒大、味甜、香糯。

【历史概述】

栗子是我国古老的果树之一,种植历史已达2 000多年。《诗经》中就有"树之榛栗"的记载。陆玑注疏谓:"栗,五方皆有之,周、秦、吴、扬特饶。"可见周代时,栗子的栽培已相当普遍。

陕西半坡村发现的新石器时代遗址的出土文物中就有栗子果的化石,这说明远在5 000~6 000年前,栗子已为人类所利用,并作为木本粮食储存起来。

栗子在古代就极为人们所推崇。据《史记》载,苏秦游说燕文候时,把燕国特产栗子,视为燕王得天独厚的有利条件:"南有碣石雁门之饶,北有枣栗之利,民虽不佃作,而足于枣栗矣,此所谓天府者也!"

《史记·货殖传》中还描述道:春秋战国时种植千棵栗树的人,其身价跟千户公侯一样高贵。足见在历史上,栗子一直是富民强国的重要作物,也是备战备荒的重要物资。

据《清异录》载,一次晋国和邻国打仗,军队追到汴师河东,给养一时接济不上,军队靠的就是剥栗而食,最后终于取得了胜利。所以栗子还有"得胜果"

之称。

据南宋诗人陆游在所撰的《老学庵笔记》中记载,北宋时期开封街上已有"糖炒栗子"供应,这具有我国民族特色的时令小吃至今还深受人民的喜食。

【诗文欣赏】

历史上有不少著名诗人写过有关栗子的诗。

唐代诗人杜甫有"山家蒸栗暖"的诗句,把吃栗子的情景写得极为生动。

宋代苏东坡有"栗"诗云:"老去自添腰脚病,山翁服栗旧传方。客来为说晨兴晚,三咽徐收白玉浆。"李时珍读此诗后深为叹服:"此得食栗之诀也!"

宋代文人晁公溯"风陨栗房开紫玉"的诗句,把栗苞秋绽,栗果脱颖而出描写得十分形象。

南宋爱国诗人陆游有诗赞曰:"齿根浮动叹吾衰,山栗炮燔疗夜饥。唤起少年京辇梦,和宁门外早朝来。"写出了诗人由食栗子疗体衰想到国家的衰落,寄托着老来还念念振兴民族之未酬的爱国之情。

【烹饪简介】

栗子生食甜脆,风干后食,味更醇厚,一般可炒食、煮食、蒸食,热烘烘,甜糯糯,别有一番隽永风味。

"糖炒栗子"最能体现我国栗子的风味特色。当秋风飒爽,果品店在街头路分支起大锅现炒现卖,柴火熊熊,栗子飘香。刚出锅的栗子冒着热气,油光红亮,香气扑鼻,不得不由你解囊购买,一尝为快。

栗子除炒食外,还可做成美味的菜肴,如"八宝辣酱""栗子烧白菜""栗子炖鸡""栗子烧肉"等,风味各异,鲜美可口。

栗子还可加工制成栗子粉、栗子羹等多种食品。栗子与粮食混合制成的糕点,不仅营养丰富,而且味美香酥,如栗子糕、栗蓉月饼等都是人们喜欢的点心。

选购小窍门

选购栗子,要以颗粒坚实,表皮有光泽,皮薄而脆,肉质淡黄,细腻丰满,糯香甜粉者为上品。栗子最易生虫,选购要仔细检查一下是否有虫眼。

【营养价值】

栗子素有"干果之王"之美称,其营养价值比大米、小麦还高,其中蛋白质含量比大米高30%,脂肪高2倍。

每百克生栗子维生素的含量可高达40~60毫克,每百克熟栗子维生素的含量约25毫克。栗子还含有人们需要的胡萝卜素、维生素C、硫胺素、维生素B_2、维生素B_3及钙、磷、铁、钾等多种营养物质,这些物质对人体有良好的营养滋补作用,并对维持机体的正常机能和生长发育都有重要意义。

栗子与枣子、柿子并称为"木本粮食",是一种营养丰富、价廉物美的滋补品,中老年人常用栗子做菜吃,或用栗子炒熟食,对防病抗衰、延年益寿大有益处。

【文献记载】

我国历代医学家把栗子视为治病的良药,并根据临床实践对其药用价值进行了研究与论述,现选录如下。

南北朝医学家陶弘景在其所撰的《名医别录》中曰,栗子"主益气,厚肠胃,补肾气,令人忍饥"。

唐代医圣孙思邈在其所著的《备急千金要方·食治》中载,栗子"生食之,甚治腰脚不遂"。

唐代医学家李绩、苏敬等在其编撰的《唐本草》中称,栗子"嚼生者涂病上,疗筋骨断碎、疼痛、肿瘀"。

唐代医学家陈士良在其所撰的《食性本草》中言,栗子"理筋骨风痛"。

明代医学家兰茂在其所撰的《滇南本草》中称,栗子"生吃止吐血、衄血、便血,一切血症俱可用"。

【适宜应用】

中医学认为,栗子性温、味甘,入脾、胃、肾经,具有补肾强骨、健脾养胃、益气活血、消肿止血等功效,适应老年性气管炎咳喘、脾虚泄泻、反胃不食、衄血、吐血、便血、脚膝酸软、筋伤骨折瘀肿、瘰疬肿毒等病症。

我国民间每日早、晚各生食栗子1~2个,细嚼慢咽,久之可治年老肾亏、小便频数;每日空腹食风干栗楔(栗房当芯一子谓之栗楔)7个,可治肾虚腰膝无力,如辅以猪肾粥则效果更佳。

现代医学研究发现,栗子可防治高血压、冠心病、动脉硬化、骨质疏松症等病症。

温馨提醒

栗子因性温,不易消化,凡虚火内热、婴幼儿、脾胃虚弱、消化不良、风湿病患者少食为宜。糖尿病患者应以忌食。但栗子生食不易消化,熟食又易滞气,故一次不宜多食。《本草衍义》载:"小儿不可多食,生者难化,熟即滞气隔食,往往致小儿病。"

栗子的食疗功效

近几十年来,国内外有关专家运用现代科学技术对栗子进行了各方面的研究,对其药理研究结果概述如下。

栗子是治疗口腔溃疡的佳品

栗子中富含维生素 B_2,能与其他的物质相互作用来帮助糖类、脂肪、蛋白质的新陈代谢,促进人体发育和细胞的再生,促使皮肤、指甲、毛发的正常生长,增进视力,减轻眼睛的疲劳,尤其能帮助消除口腔内、唇、舌的炎症。

据现代药理学研究表明,当人体缺少维生素 B_2,尤其是严重缺乏时,人体腔道的黏膜层就会出现问题,引起黏膜病变。因而,常吃栗子对日久难愈的小儿口舌生疮和成人口腔溃疡患者的康复十分有益。

栗子有防治心血管疾病的作用

据现代药理学研究表明,栗子中含有丰富的不饱和脂肪酸,能使胆固醇酯化,降低血中胆固醇和三酰甘油,降低血液黏稠度,改善血液微循环,防止动脉硬化的功用。

因而,中老年人经常食用栗子可有效地防治高血压、冠心病等心血管疾病,有益于人体健康长寿。

栗子是防治肾虚腰膝无力、骨质疏松的良药

中医把栗子列为滋补佳品,其功效可与人参、当归、黄芪媲美,具有补肾强骨、强筋健骨、延缓衰老、延年益寿的作用,尤其对年老肾亏、腰腿酸软有良好的效果,故又称为"肾之果"。

据现代药理学研究表明,栗子中富含钙质、维生素 C 等营养物质,对维持人体的牙齿、骨骼、血管肌肉的正常生理功用十分重要。

因而,中老年人经常食用栗子可有效地防治肾虚腰膝无力、肾虚腰腿酸软、筋骨疼痛、骨质疏松、体虚乏力等疾病。

栗子营养保健养生美食

红烧栗子猪肉

原料:板栗 350 克,猪五花肉 650 克,大蒜 30 克,葱白 10 克,生姜 15 克,上汤
　　　250 克。

调料:猪油 50 克,料酒 10 克,白糖 25 克,酱油 50 克,精盐、味精各少许。

制法:(1) 将板栗用沸水煮片刻捞出,剥壳去内皮取肉,洗净沥干;猪肉洗净,
　　　　切成小方块;大蒜去皮、洗净,用刀拍一下;葱白洗净,切成小段;生
　　　　姜去皮洗净,用刀拍一下;备用。

　　　(2) 把炒锅烧热后,放入猪油,待油温六成热时,放入板栗煸炒片刻,盛
　　　　出备用。

　　　(3) 将原锅留的底油烧热后,放入大蒜、葱白段、生姜炸出香味,放入猪
　　　　肉块翻炒至上色,倒入料酒、白糖、酱油、上汤,用大火烧沸后,放入
　　　　煸炒过的板栗,改用小火烧至猪肉烂、板栗酥,加入精盐、味精调好
　　　　口味,再用大火收干汤汁,即可食用。

特点:色泽红润,香浓味美。

功效:补肾强腰,养血益气。

适应证:气血虚亏、肾虚体弱、肾虚腰痛、营养不良、体弱羸瘦、肺燥久咳、痰少
　　　　之气管炎、血燥津枯、产后血虚、便秘等。

备注:本菜富含动物脂肪、热量较高,凡高脂血症、肥胖症、冠心病等不宜
　　　多吃。

东坡养生粥

原料：栗子肉、花生米、黄豆各 25 克，糯米 50 克。

调料：砂糖适量。

制法：将黄豆洗净，用温水浸泡 1 天，栗子肉、花生米、糯米洗净，与黄豆一起放入锅内，倒入适量清水，用文火熬成稀粥，加入砂糖拌匀，即可。

特点：香甜、稠糯、可口。

服用：每日 1 剂，分 2 次空腹温食。

功效：补脾胃、益气血、抗衰老。

适应证：脾胃虚弱，食少神疲，气血两虚，未老先衰，健身抗衰等。

备注：本粥传自宋代大文学家苏东坡，其制作简单，营养丰富，美味可口。

栗子龙眼粥

原料：栗子 10 枚（去壳用肉），龙眼肉 15 克，大米 50 克。

调料：白糖适量。

制法：(1) 将栗子肉洗净，切成小块；大米淘洗干净；备用。

　　　(2) 先把栗子块、大米放入锅内，倒入适量清水，用文火熬成稀粥，再放入龙眼肉煮片刻，加入白糖调好口味，即可。

特点：清香甜糯。

服用：每日 1 剂，分 2 次食用。

功效：补心肾、益精血、安睡眠、壮腰膝。

适应证：由心肾精血不足而引起的心悸、失眠、腰膝酸软等。

栗子莲枣汤

原料：栗子 8 个，莲子肉 25 克，红枣 15 枚，龙眼肉 10 克。

调料：蜂蜜适量。

制法：(1) 将栗子洗净，用沸水煮泡 5 分钟，去壳取肉；莲子肉、红枣洗净，备用。

　　　(2) 把栗子肉、红枣一起放入锅内，倒入适量清水，煮至八成熟，再放入莲子肉、龙眼肉煮至熟软，即可服用。

特点：香甜可口。

服用：每日 1 剂，分 2 次服用，食用前加入蜂蜜。

功效：补肾养心、补血安神。

适应证：由心肾精血不足而引起的头晕脑胀、失眠健忘、神疲乏力、思虑劳伤、
　　　　心悸、腰膝酸软、年老肾亏尿频等。

备注：糖尿病患者服用时不宜加入蜂蜜。

栗子芝麻胡桃饭

原料：栗子 100 克，熟黑芝麻末 25 克，大米 200 克，胡桃仁 25 克。

调料：精盐适量。

制法：将栗子剥壳取肉，胡桃仁、大米淘洗干净，一起放入锅内，倒入适量清
　　　水、精盐。先用大火煮沸后，再改用小火焖至成饭，即可服用。

特点：清香酥软。

功效：补肝肾、润五脏、强筋骨。

适应证：肾虚精亏、腰膝酸软、须发早白等。

栗子康复食疗妙方

方一

适应证：老年性气管炎咳喘、干咳或咳嗽气喘等。

妙方：栗子肉 150 克，胡桃仁 125 克，黑芝麻 125 克，冰糖 50 克。

用法：将栗子肉、胡桃仁、芝麻、冰糖分别研为细末，拌和混匀，储瓶备用。

服用：每日 2 次，每次 15～30 克，用开水冲服。

功效：补肾润肺、止咳平喘。

方二

适应证：冠心病、动脉硬化等。

妙方：栗子肉 50 克，黑木耳 6 克，桃仁 15 克，丹皮 12 克。

用法：将上物放入锅内，倒入 2 碗清水，煎至 1 碗，即可服用。

服用：每日 1 剂，2 次水煎服，最后食栗子肉、黑木耳。

功效：补肾理气、活血宽胸。

方三

适应证：骨质疏松、肾虚腰膝无力。

妙方：栗子肉、甲鱼壳各适量。

用法：将栗子肉研为细末。甲鱼壳焙晒干,研为细末,与等量的栗子肉末一起拌和混匀,储瓶备用。

服用：每日2次,每次30克,用温开水吞服。

功效：补肾、壮腰、强骨。

方四

适应证：肾气虚损,脚膝无力。

妙方：① 生栗子适量。

　　　② 猪腰子2只,大米100克。

用法：① 将生栗子放入布袋于通风处风干,备用。

　　　② 将猪腰子去脂膜、洗净,切成薄片,用热油略炒。大米淘洗干净煮成稀粥,将熟时放入猪腰子片再煮片刻,即可。

服用：每日晨起空腹先食生栗子10余枚,次饮猪腰粥。

功效：补肾强骨、益气增长、抗老防衰。

方五

适应证：伤食羊肉中毒。

妙方：栗子壳30克。

用法：将栗子壳洗净,捣碎,放入锅内,倒入1碗清水,煎至半碗,备用。

服用：每日1剂,2次水煎服。

功效：健脾和胃、消食解毒。

白果 ——补肾缩尿、固肺定喘

话 说 白 果

白果又称银杏、鸭脚子,为银杏科植物银杏的种子,生于向阳、湿润肥沃的土壤之中。原产于我国,主产于河南、山东、辽宁、湖北、四川、广西等地区。白果为落叶乔木植物,高达30～40米。花期4～5月,果期9～10月。深秋季节叶子会变成金黄色,十分好看。种子核果状,椭圆形或倒卵形。秋季种子成熟时采收,除去肉质种皮外层,稍蒸或略煮后,烘干或晒干备用。

【历史概述】

从现存古白果树的树龄来看,我国商、周时期,即有白果的栽植,已有3 000多年的栽培历史。

白果初期生长较慢,寿命长,雌株一般20年左右开始结实,500年树龄大枝仍能正常结实。我国自然资源考察人员发现湖北大洪山、神农架、浙江天目山等偏僻山区,有自然繁衍的古银杏(白果)群,还发现在湖北和四川的深山老林之中银杏(白果)有3 000年以上的古树,并与水杉、珙桐等最古老的孑遗植物相伴而生。因而,银杏(白果)被植物学家称为"活化石植物""植物界的大熊猫",常把其与恐龙相提并论,是现存种子植物中最古老的孑遗植物之一。

我国不仅是白果的故乡,而且也是栽培大国。古往今来,无论是白果栽培面积,还是白果产量,均居世界第一,约占世界总产量的90%,其经济价值排名为诸多干果的第三,是出口创汇的重要产品。

我国也是利用和研究白果最早、成果最丰富的国家。20世纪60年代,我国医学专家已用银杏(白果)叶研制出舒血宁针剂,对冠心病、心绞痛、脑血管疾病有一定的疗效。

当今世界研究银杏(白果)叶已经成为最热门的课题,国内外专家从银杏(白果)叶中提取药用成分高达160余种,成为防治高血压、心脏病重要的医药原料,称为"捍卫心脏,保护大脑"的宝库。

【烹饪简介】

白果是我国传统食品,宋代被列为贡品,有诗为证(欧阳修):"绛囊初入贡,银杏贵中州。"

白果主要有炒食、烤食、煮食、配菜、糕点等。过去白果多为连壳炒食。20世纪50～60年代,上海小商贩把炒好的白果沿街叫卖:"清炒白玉果,香是香来,糯是糯。"小孩子总要吵着叫父母亲买上一包吃。

现在食用白果加上烹饪的元素,剥壳取肉炒煮、荤素皆宜。如"白果炒西芹",色泽嫩绿,清淡爽口,是百姓喜食的家常菜;"白果炒虾仁",虾仁晶莹,白果乳黄,嫩滑鲜美,是宴请亲朋好友的佳肴;还有"银杏蒸鸭",色泽油润,肉酥鲜香,是四川名菜;"诗礼银杏",清新淡鲜,酥烂甘馥,是孔府宴中特有的传统菜。

烹饪白果剥壳取肉后,要用沸水焯至断生,用凉水过一下,这样炒出的菜肴更为爽脆。

选购小窍门

选购白果,要以外壳脆硬、色白,颗粒沉甸甸,果仁饱满,肉色淡黄者为佳品。若掂量时觉得较轻,多为不饱满的次果;若手摇时有响声的果子,说明果仁已移动,多为干硬或霉变的果仁。

【营养价值】

白果营养丰富,含有蛋白质、氨基酸、粗脂肪、胡萝卜素、维生素 B_2、维生素 C、蔗糖、钾、钙、磷、铁等营养成分,特别含有人体必需的氨基酸,这些营养物质不仅是机体维持生命所必需的营养素,而且还具有良好的生理价值。

白果中所含有不饱和脂肪酸,有清除自由基、抗衰老、延年益寿的作用。

白果还含有黄酮类、萜类、酚类、生物碱、聚异戊烯、奎宁酸、亚油酸、蟒草酸、α-己烯醛、白果醇、白果酮等药用成分,有抗过敏,提高人体免疫功能,增加血流量,降低血中胆固醇,预防血管硬化,具有心脑血管的"清道夫"作用。因此,中老年人经常适量食用白果有延缓衰老、防治心脑血管疾病的功效。

【文献记载】

我国历代医学家把白果视为治病的良药,并根据临床实践对其药用价值进行了研究与论述,现选录如下。

明代著名药物学家李时珍在其所撰的《本草纲目》中言,白果"益肺气,定喘嗽,缩小便,又能杀虫消毒……熟食温肺益气,定喘嗽,缩小便,止白浊;生食降痰,消毒杀虫;(捣)涂鼻面手足,去疮泡,皱皱及疥癣疳、阴虱"。

明代医学家李梴在其所编撰的《医学入门》中云,白果"清肺胃浊气,化痰定喘,止咳"。

我国古代重要的药物学专著《本草再新》载,白果"补气养心,益肾滋阴,止咳除烦,生肌长肉,排脓拔毒,消疮疖疽瘤"。

清代医学家张秉成在其所撰的《本草便读》中称,白果"上敛肺金除咳逆,下行湿浊化痰涎"。

《现代实用中药》说,白果"核仁治喘息,头晕,耳鸣,慢性淋浊及妇人带下"。

【适应疾病】

中医学认为,白果性平,味甘苦涩,入肺、肾经,具有补肾固肺、消痰定喘、止带缩尿的功效,适应哮喘咳嗽、喘咳痰多、酒渣鼻、遗精、淋病、小便频数、小儿遗尿、赤白带下、白浊、无名肿毒、癣疮等病症。

白果生食能祛痰、杀虫、解酒;熟食可温肺益气、定喘咳、缩小便、止白浊。古时考生参加科举考试,考前吃几粒白果,以防考试途中小便。

每日常用量:煎汤内服,3～9克;或捣汁。外用:捣烂敷患处。

现代医学研究发现,白果可防治哮喘、咳嗽多痰、结核病、小便频数等病症;白果(银杏)叶可防治冠心病、心绞痛、脑血管疾病等病症。

温馨提醒

白果有一定的毒性,也不宜多食,否则,会引起食物中毒。一般白果不宜生食,生白果汁口服会产生强烈的胃肠道刺激反应;生白果汁还会引

起皮肤刺激症状如脱皮、触痛等现象,收获白果或加工时,应避免直接接触皮肤。发芽的白果不能食用。凡有实邪者忌服。白果与鳗鱼相克,不宜同食,以免引起不良反应。

　　5岁以下小儿应禁止吃白果,尤其儿童生食7～15粒,即可出现呕吐、腹痛、泄泻、惊厥、呼吸困难等中毒症状,少数人可出现感觉障碍、下肢瘫痪不良反应,严重者可因呼吸衰竭而死亡。如发现白果中毒,即可用生甘草60克水煎服,有解毒作用,并要立即送医院抢救。

白果的食疗功效

　　近几十年来,国内外有关专家运用现代科学技术对白果进行了各方面的研究,对其药理研究结果概述如下。

白果有显著的抗结核杆菌作用

　　据现代药理学研究表明,白果肉、白果汁、白果酚,尤其是白果酸体外试验时对人型结核杆菌和牛型结核杆菌有抑制作用;用白果提取物对感染人型结核杆菌的豚鼠灌胃有明显的治疗作用。由此可见,白果有显著的抗结核杆菌作用。

白果有抗菌的作用

　　据现代药理学研究表明,油浸白果之果浆中含有的抗菌成分对多种类型的致病菌均有不同程度的抑制作用,如葡萄球菌、链球菌、白喉杆菌、炭疽杆菌、枯草杆菌、大肠杆菌、伤寒杆菌等。白果1∶2的水浸剂在体外对堇色毛癣菌、奥杜盎氏小芽胞癣菌、星形奴卡氏菌等7种皮肤真菌表现为抑菌作用,白果果肉的抗菌力较果皮更强。

白果有清除自由基的抗衰老作用

　　据现代药理学研究表明,白果外种皮水溶性成分能清除在有氧存在下黄嘌呤氧化酶系统产生的超氧自由基,抑制化学发光。有关实验发现,老年小鼠口服12天后,能阻止脾组织的老年色素颗粒形成,并使已形成的色素颗粒变得分散,数量减少,有清除自由基的抗衰老作用。

人体之所以会衰老、皮肤出现色斑、皱纹,除了年龄因素之外,主要的是体内自由基过多,体内自由基含量越高,人的衰老速度越快。随着科学家们对自由基研究的逐步深入,越来越清楚地认识到,清除多余自由基有益于延缓衰老、预防老年性疾病,而清除自由基对人体健康有重大的意义。

因而,中老年经常适量食用白果能及时机体清除自由基,对延缓衰老、预防老年性疾病大有益处。

白果有预防心脑血管病的功用

据现代药理学研究表明,白果中所含有的黄铜甙、苦内脂可以扩张微血管,促进血液循环,降低血清中高血脂和高胆固醇,调节人体血脂平衡,降解血栓,对高血压、冠心病、动脉硬化、脑血栓、老年性痴呆等病有特殊的预防和治疗效果。因而,中老年人经常适量食用白果有预防心脑血管病的功用。

白果是治疗小儿遗尿的"灵丹"

明代李时珍在《本草纲目》中载,白果有"缩小便"的功效。古代考生参加科举考试,考前吃几粒白果,可防考试途中小便。因此,我国民间认为白果是治疗小儿遗尿的"灵丹",常用烤白果给夜间遗尿的儿童吃,可获良好的效果。但每次不可多食,凡5岁以下患儿忌食,以免引起不良反应。

白果是镇咳祛痰的良药

据现代药理学研究表明,白果外种皮中含有大量的氢化白果酸和银杏黄酮,外种皮水溶性成分具有较好的镇咳祛痰作用,其作用性质与环磷酰胺及地塞米松类似。因此,哮喘咳嗽、喘咳痰多患者经常适量食用白果对疾病的康复大有益处。

白果营养保健养生美食

白果蒸蛋

原料:生白果仁3枚,鸡蛋1个。

制法:生白果仁研碎,鸡蛋打1小孔,将碎白果仁塞入,用纸糊封,然后上笼蒸至熟透。

特点：清淡爽口。

服用：每日 2 剂,早、晚各吃 1 个,食用至愈。

功效：滋阴敛肺、固精止遗。

适应证：遗精、小便数频等。

白果蒸鸭

原料：白果 49 枚,红枣 49 枚,莲子肉 49 枚,鸭子 1 个,人参 3 克。

调料：黄酒 15 克,酱油、精盐、味精各少许。

制法：将鸭子去羽毛,剖腹去肠杂,剁去脚爪洗净,沥去水分,抹上黄酒、酱油、精盐,腹中填入红枣(去核)、莲子肉、白果(去壳心)、人参,放入大碗内,放入蒸笼内,用大火蒸 2～3 小时至熟香酥,即可。

特点：清香酥软、味道鲜美。

服用：每周 1 剂,分数次服完。

功效：健脾补肾、益气固精。

适应证：脾肾虚亏、年老精少、早泄、遗精等。

白果红枣汤

原料：白果仁 25 克,莲子肉 50 克,红枣 15 枚,水发发菜 15 克。

调料：冰糖适量。

制法：将白果仁、莲子肉去皮去心洗净,红枣洗净。再将白果仁、莲子肉、红枣、冰糖放入锅内,倒入适量清水,用大火煮沸后,改用小火煮至熟酥,加入发菜再煮沸数分钟,即可服用。

特点：清香酥软、甜美可口。

服用：每日 1 剂,分 2 次服用。

功效：补虚损、益肝肾、强筋骨。

适应证：慢性气管炎、佝偻病、月经不调、年老体弱、营养不良等。

备注：凡咳嗽痰稠、糖尿病等患者忌食。

白果莲子汤

原料：白果仁、莲子肉各 15 克,胡椒 3 克。

制法：将白果仁、莲子肉洗净,与胡椒一起放入锅内,倒入适量清水,用文火煮沸 25 分钟,即可服用。

特点:清香酥软、可口带辣。

服用:每日 1 剂,分 2 次温服。

功效:补肾固本、扶正固摄。

适应证:白带增多、肾虚体弱、烦热燥咳等。

备注:凡咳嗽痰稠、糖尿病等患者忌食。

白果粥

原料:白果 10 克,大米 50 克。

制法:将白果去壳取肉,弃果心捣烂如泥,大米淘洗干净,一起放入锅内,倒入
清水适量,用文火煮成稀粥,即可。

特点:清香粥稠。

服用:每日 1 剂,分 2 次空腹温服。

功效:补肾润肺、止咳平喘。

适应证:肾虚遗精,小便频数,乳糜尿,肺虚喘咳,妇女体虚带下等。

备注:凡咳嗽痰稠者忌食。煮粥时,必须挑出果肉中的心并在熬粥时将白果
煮熟煮透,以防中毒。

白果康复食疗妙方

方一

适应证:鼻炎。

妙方:白果 12 克,白萝卜 100 克,细辛 3 克。

用法:将上物放入锅内,倒入 2 碗清水,用文火煎至 1 碗,即可服用。

服用:每日 1 剂,2 次水煎服。

功效:清热解毒、利窍止涕。

方二

适应证:慢性咽喉炎经常复发,咽喉部不适等。

妙方:白果 10 克,百合 15 克,白菊花 30 克。

用法:将上物放入锅内,倒入 2 碗清水,用文火煎至 1 碗,即可服用。

服用：每日 1 剂，2 次水煎服。

功效：清热解毒、消炎止痛。

方三

适应证：咳嗽痰喘。

妙方：白果仁 9 克，麻黄，甘草各 5 克。

用法：将上物放入锅内，倒入 2 碗清水，用文火煎至 1 碗，即可服用。

服用：每日 1 剂，2 次水煎服。

功效：补肾固肺、消痰定喘。

方四

适应证：类风湿关节炎。

妙方：白果 12 克，木瓜 20 克，芝麻叶 15 克。

用法：将上物放入锅内，倒入 2 碗清水，用文火煎至 1 碗，即可服用。

服用：每日 1 剂，2 次水煎服。

功效：祛风散寒、利湿通络。

方五

适应证：小儿遗尿、夜间尿频等。

妙方：白果 5 枚（炒熟去壳），覆盆子 10～15 克，猪膀胱 100～150 克。

用法：将膀胱洗净，切成小块，白果仁洗净，用温水浸泡 1 小时。三物一起放入
　　　锅内，先用大火煮沸后，改用文火煮至熟软，可加食盐调味，即可。

服用：每日 1 剂，分 2 次食用。

功效：补肾益肝、缩尿止遗。

备注：凡 5 岁以下患者忌食。

方六

适应证：白带增多。

妙方：白果肉 7 枚，冬瓜子 30 克。

用法：将上物放入锅内，倒入 2 碗清水，用文火煎至 1 碗，即可服用。

服用：每日 1 剂，2 次水煎服，连服 7～10 天。

功效：清热除湿、固涩止带。

杏仁 —— 润肺止咳、祛痰平喘

话 说 杏 仁

杏仁又称杏梅仁、杏核仁等,为蔷薇科植物杏、山杏、野杏的种子仁,原产于我国,野生于草原、丘陵、灌木林之中,分布于我国山东、陕西、甘肃、北京、吉林、辽宁、江苏等地,尤其在山西、河北、新疆伊犁一带有野生。

杏仁为落叶小乔木或灌木植物,树高4~9米。花期3~4月,果期6~7月。夏秋果实成熟时采摘,去核壳取仁,放入沸水中略烫,除外皮,晒干或炒黄备用。

【历史概述】

杏仁是我国古老的果树之一,据成书于春秋时代的《夏小正》中记载:"囿有见杏。"当时杏子已经是园中栽培的果树,至今约有四五千年的种植历史。另据《礼记·内则》记载,当时杏已是专门的祭祀供品之一。

我国古代人民喜爱在田园、庭院的房前屋后栽培杏树,初春可以赏花,夏秋可以摘果实吃,炎热夏天还可以遮阳乘凉。

古人更喜欢以杏花、杏林、杏园给村庄、庭院、亭台楼阁命名,如"杏花村""杏林书院""杏花楼"等,最为著名的诗句"借问酒家何处有,牧童遥指杏花村"就是最好的见证。

后来,杏树随着丝绸之路,经阿富汗、伊朗,传至土耳其、希腊及地中海沿岸各国。古罗马人把杏仁作为馈赠达官贵人的礼物;现在,罗马人在婚礼上要向新婚夫妻抛撒杏仁以表达多子多福的美好祝愿。

美国人也习惯于在婚庆场合上向前来贺喜的宾客送发用绸缎裹着的杏仁糖果,传递这对新婚夫妻未来的生活"幸福、浪漫、健康、财富、多子"等涵义。

在以色列的犹太文化中,每逢传统节假日主人都要用一把杏仁(剥壳)和葡萄干来款待来访的客人,这象征着祝福来宾的好运,好运将时刻相伴他们的一生。

【烹饪简介】

一般甜杏仁作为休闲食品,加工成小吃、糖果、糕点,如"五香杏仁""椒盐杏仁""琥珀杏仁""杏仁巧克力""杏仁饼干"等。

杏仁也能加工成饮料,如"杏仁露""杏仁果汁""杏仁牛奶""杏豆酸乳"等,色泽乳白,芳香怡人,香甜可口。我国民间的"杏仁茶",用杏仁、绿豆、粳米磨成浆,加白糖煮熟而成,是夏天清热防暑的清凉饮料。

"杏仁豆腐"是我国一种传统甜食,它既可单独成小吃,又可作为筵席的甜品。全国许多地方都有"杏仁豆腐",但是制作方法却不尽相同,其中北京满汉全席的"杏仁豆腐"最为著名,形似豆腐,甜凉爽口,是夏日的消暑佳品。

甜杏仁与银耳一起炖羹喝,有滋阴益肺、润肤美容的功效;用猪肺与甜杏仁煮汤,有补虚润肺、祛痰止咳的功效,是肺虚咳嗽、久咳咯血、慢性支气管患者的康复食谱;用甜杏仁与百合、红枣、莲子、龙眼肉等煮成羹食用,甜美可口,有很好的延年益寿的滋补作用,是年老体弱的进补佳品。

欧美人喜欢用杏仁与蔬菜、禽肉、海产品搭配做成色拉,是以其他食材为主,杏仁则为点缀,但也不失其杏仁浓郁的油香。

甜杏仁因含油量高,要防止氧化和避免高温。一般在干燥、凉爽的储存环境中,最佳保存期为3个月。如把杏仁放入冰箱冷藏存放,可以延长保质期。不过一定要在冷藏时注意密封罐装,以防杏仁因为受潮或结冰而引起霉变。再有,完整的杏仁要比粉碎的氧化酸败要慢一些,生甜杏仁要比加工过甜杏仁保存时间要长一些,放入零下18℃温度以下冷冻室内保存时间要更长一些。

【营养价值】

甜杏仁的营养价值高,含有蛋白质、氨基酸、脂肪酸、胡萝卜素、维生素 B_2、维生素 C、维生素 E、锌、钾、钙、磷、铁及苦杏仁甙等营养成分,是世界卫生组织推荐的健康食品之一。

甜杏仁含有丰富的单不饱和脂肪酸,不仅可以有效控制人体内胆固醇的含量,还能显著降低心脏病和多种慢性病的发病危险,特别适宜患呼吸系统疾病、癌症患者以及术后放化疗的人食用。

甜杏仁还富含维生素 E,是体内重要的抗氧化剂,它在机体整个生命代谢中可防止脂肪氧化。因此,当前欧美老年病学者用维生素 E 来防止由于机体不饱和脂肪酸及过氧化脂质所生成的毒性产物而引起的各种疾病,如过早衰老、高脂血症、冠心病等。

【文献记载】

我国历代医学家把杏仁视为治病的良药,并根据临床实践对其药用价值进行了研究与论述,现选录如下。

我国现存最早的药物学专著《神农本草经》载,杏仁"主咳逆上气雷鸣,喉痹,下气,产乳金疮,寒心奔豚"。

南北朝医学家陶弘景在其所撰的《名医别录》中曰,杏仁"主惊痫,心下烦热,风气去来,时行头痛,解肌,消心下急,杀狗毒"。

唐代医学家甄权在其所著的《药性论》中云,杏仁"治腹痹不通,发汗,主温病。治心下急满痛,除心腹烦闷,疗肺气咳嗽,上气喘促"。

金元时期医学家张元素在其所著的《医学启源》谓,杏仁"除肺中燥,治风燥在于胸膈"。

明代著名药物学家李时珍在其所著的《本草纲目》中言,杏仁"杀虫,治诸疮疥,消肿,去头面诸风气皶疱……杏仁能散能降,故解肌、散风、降气、润燥、消积,治伤损药中用之。治风寒肺病药中,亦有连皮尖用者,取其发散也"。

明代医学家兰茂在其所撰的《滇南本草》中称,杏仁"止咳嗽,消痰润肺,润肠胃,消面粉积,下气。治瘰虫"。

【适宜应用】

杏仁有甜、苦两种。中医学认为,甜杏仁味甘、性平;苦杏仁味苦、性温,有小毒;入肺、脾、大肠经,具有清热润肺、祛痰止咳、下气平喘、杀虫解毒、通便去毒的功效,适应外感咳嗽、伤燥咳嗽、喘促胸满、喉痹咽痛、耳聋、胸痹、食滞脘痛、肠燥便秘、惊痫、疥疮等病症。

甜杏仁比苦杏仁大而扁,偏于滋养,多用于虚咳或老人咳嗽;苦杏仁治实症咳嗽。

苦杏仁每日常用量:煎汤内服,3～10克;或入丸、散。外用:捣烂敷患处。

现代医学研究发现,杏仁可防治哮喘、咳嗽多痰、冠心病、高血压、便秘、肠道肿瘤等病症。

研究还发现,苦杏仁有镇痛、抗炎、抗溃疡、降低血压、防治抗肿瘤药阿脲引起的糖尿病的作用。

温馨提醒

　　苦杏仁因性温,有小毒,故凡孕妇、幼儿、糖尿病、实热体质的人、阴虚咳嗽、大便溏泄者忌服,也不宜吃杏及其制品。生杏仁多食易伤筋骨,动宿痰,生痰热;小儿多食易生膈热疮痈。杏仁与猪肉、小米、板栗相克,不宜同食,以免引起等不良反应。

　　苦杏仁服用过量,可出现流涎、腹痛、心悸、恶心呕吐、继而头痛、眩晕、突然晕倒、昏迷、惊厥、发绀、瞳孔散大、对光反应消失、呼吸急促或缓慢而不规则、脉搏弱慢等食物中毒症状。如不及时送医院抢救,甚至可因呼吸麻痹而死亡。

杏仁的食疗功效

　　近几十年来,国内外有关专家运用现代科学技术对杏仁进行了各方面的研究,对其药理研究结果概述如下。

杏仁有祛斑乌发、防皱美容的功效

　　据现代药理学研究表明,杏仁中富含胡萝卜素、维生素 E 及多种微量元素等营养物质,能帮助肌肤抵抗氧化,阻止脂褐质的形成,抑制黄褐斑生成,使肌肤更加细致光滑,使秀发更加乌黑光亮。

　　最近,国外有关专家也研究发现,甜杏仁有增强皮肤微循环,减少皮肤皱纹和减缓皮肤衰老,促使皮肤红润光泽,具有美容的功效,被美誉为"能够吃的化妆品"。

　　因而,经常适量食用杏仁有祛斑乌发、防皱美容的功效。

苦杏仁是润肺止咳、祛痰平喘的良药

　　据现代药理学研究表明,通过苦杏仁油酸型呼吸窘迫综合征的实验动物,不仅能促进动物肺部表面活性物质的合成,并可使病灶得到进一步改善。苦

杏仁中所含的苦杏仁甙能在体内慢慢分解,逐渐产生微量氢氰酸,服用小量苦杏仁,不致引起中毒,而能起到轻度抑制呼吸中枢,达到镇咳、平喘的功效。

另据有关临床报道,曾用带皮的苦杏仁与等量冰糖制成杏仁糖,治疗慢性气管炎,总有效率96.8%。每日早、晚1次,每次服10克,一般服药3~4日后,即可见效。由此可见,杏仁是润肺止咳、祛痰平喘,治疗慢性气管炎良药。

杏仁有降低血脂、净化血液的功效

据现代药理学研究表明,杏仁富含亚油酸、亚麻酸、黄酮类和多酚类成分,不仅能降低血液中胆固醇的含量,还有助于溶解已沉积于血管壁上的胆固醇,排除血液中的有害物质,能防止血管硬化,能显著降低心血管疾病和一些慢性病的发病危险。

另据北京医科大学儿童青少年卫生研究所专家研究发现,经常适量食用杏仁可以降低血液中的胆固醇与三酰甘油,能净化血液,有预防心脑血管疾病的功用。

杏仁有通便排毒的功用

据现代药理学研究表明,杏仁含有丰富油脂与纤维素,能润滑肠道,促使胃肠蠕动,加快食物和食糜迅速通过小肠,可有效地减少小肠对各种物质的吸收,及时排泄有毒物质在小肠内的停留时间,减少了粪便中促癌致癌物质与肠黏膜接触的时间,起到润肠、通便、排毒的功用。

因而,老年便秘患者和中老年人经常适量食用杏仁即可保持大便畅通,又能起到预防肠道肿瘤的作用。

杏仁有预防肿瘤的作用

据现代药理学研究发现,苦杏仁提取物对小鼠移植性肝癌有明显的抑制作用,这是由于苦杏仁中含有一种生物活性物质——苦杏仁苷,能抑制癌细胞生长,消灭人体癌细胞。同时,杏仁富含胡萝卜素,有抗氧化,防止自由基侵袭细胞,具有预防癌症的作用。

因此,癌症患者经常适量食用苦杏仁对疾病康复,延长生存期,改善晚期癌症患者的症状,均大有裨益。

杏仁营养保健养生美食

杏仁粥

原料：甜杏仁 25 克，大米 50 克。

调料：冰糖 20 克。

制法：用 60℃ 热水将甜杏仁皮泡软，去皮后研为细末，与大米、适量清水一起
　　　煮沸后，放入冰糖，改用文火熬成稠状，即可。

特点：清香粥稠，甜美可口。

服用：每日 1 剂，分早、晚各服 1 次，连吃 2 个月。

功效：润肺止咳、祛痰平喘。

适应证：肺虚咳喘、老年性咳嗽、便秘等。

备注：糖尿病患者忌食。

杏仁养生饭

原料：杏仁 60 克，葡萄干 50 克，大米 500 克。

调料：黄油 60 克，精盐适量。

制法：(1) 将杏仁剥皮洗净；葡萄干洗净；大米洗净，用清水浸泡约 1 小时控
　　　　 干；备用。

　　　(2) 先将适量清水倒入锅内，用大火煮沸后，加入杏仁、葡萄干、大米、黄
　　　　 油、精盐拌匀加盖，用大火煮沸后，改用小火焖至 20 分钟，即可食
　　　　 用，焖饭时不可搅动。

特点：清香甜咸，异国风味。

功效：养血益气、润肺平喘、生津止咳。

适应证：气血虚亏、年老体虚、外感咳嗽、咳嗽多痰、肺燥咳嗽、喘促胸满、便
　　　　 秘等。

杏仁炖鸭梨

原料：杏仁 10 克，鸭梨 1 个。

调料：冰糖少许。

制法：将杏仁用温水浸泡、洗净后去皮尖，鸭梨洗净，去皮、核，切成小片，与冰

31

糖一起放入碗内,放入蒸笼,先用大火煮沸后,改用小火炖半小时,即可。

特点:香甜可口。

服用:每日1剂,睡前1次服用,饮汁食梨。

功效:清热滋阴,润肺止咳。

适应证:由肺燥所引起的咳嗽等。

备注:糖尿病患者忌食。

杏仁绿豆汤

原料:甜杏仁15克,绿豆50克,新鲜百合30克。

调料:蜂蜜适量。

制法:将绿豆洗净,用温水浸泡4小时,百合洗净,杏仁去皮尖、洗净,一起放入大锅内,倒入适量清水。先用大火煮沸后,再改用小火煮至熟烂,调入蜂蜜,即可服用。

特点:清香酥甜、润肺佳品。

服用:每日1剂,分2次服食,食前拌入蜂蜜调味。

功效:润肺利湿、止咳祛痰。

适应证:肺燥而湿痰内阻、气不化津而引起的咳嗽、痰多、口干、喘息、小便不利等。

备注:糖尿病患者忌食。

杏仁马兰糊

原料:甜杏仁10克(研末),鲜马兰头适量,燕麦片50克。

调料:蜂蜜适量。

制法:将马兰头洗净,沥干水分,榨取原汁50毫升,与甜杏仁、燕麦片煮成糊,加入蜂蜜调好口味,即可服用。

特点:清香稠糊、甜中带苦。

服用:每日1~2剂,当点心服食。

功效:清利湿热、抗癌化结。本方资料来自《抗癌佳蔬》,为抗癌康复方,常用有效。

适应证:鼻咽癌。

备注:糖尿病患者忌食。

杏仁猪肺汤

原料：甜杏仁 30 克,猪肺 300 克,香葱 10 克,生姜 15 克,上汤 250 克。

调料：香油、料酒 10 克,精盐、味精各适量。

制法：(1) 将杏仁洗净;猪肺用盐揉搓、洗净,用开水汆一下、挤干水分、再洗净,切成小块;香葱洗净,切成细末;生姜去皮洗净,切成片状,备用。

　　　(2) 把猪肺块、杏仁、上汤、生姜、精盐、料酒倒入锅内,用大火煮沸后,改用小火煮 2 小时,加入精盐、味精调好口味,撒上葱末,淋上香油,即可。

特点：清香鲜美。

服用：每日 1 剂,分 2 次当菜汤服食。

功效：养肺止咳、化痰止血。

适应证：肺虚咳嗽、久咳咯血、慢性气管炎等。

杏仁康复食疗妙方

方一

适应证：眩晕,是指眼花头晕。

妙方：杏仁 10 克,绿豆 15 克,白菜花 60 克,冰糖适量。

用法：将上物放入锅内,倒入 2 碗清水,煎至 1 碗,即可服用。

服用：每日 1 剂,2 次水煎服。

功效：平肝解毒、清脑止晕。

方二

适应证：咳嗽气喘。

妙方：杏仁 12 克。

用法：将上物放入锅内,倒入 2 碗清水,煎至 1 碗,即可服用。

服用：每日 1 剂,2 次水煎服。

功效：润肺止咳、平喘祛痰。

方三

适应证：哮喘。

妙方：杏仁末 9 克,胡桃肉末 30 克,生姜汁少许,蜂蜜适量。

用法：将上物放入碗内，隔水炖至熟透，即可。

服用：每日1剂，分2次服用。

功效：润肺补肾、散寒平喘。

方四

适应证：小儿咳嗽不止、痰鸣夜重、咳嗽痰多等。

妙方：杏仁3克，川贝母6克，冰糖少许。

用法：将杏仁用温水浸泡、洗净后去皮，贝母洗净、切片，一起放入锅内，倒入清水适量，先用大火煮沸后，加入冰糖，改用小火再煮30分钟，即可。

服用：每日1剂，临睡前1次饮用。

功效：润肺、化痰、止咳。

方五

适应证：高血压。

妙方：杏仁、桃仁各12克，胡椒7粒，栀子3克，糯米14粒，鸡蛋清1个。

制法：将前5味一起捣烂如泥，可分3次用，敷药前调入鸡蛋清调成糊状。

用法：每晚临睡前敷贴于足心涌泉穴，外用纱布包扎，次晨起床后去除。每夜1次，每次敷贴一足，两足交替敷贴，6次为1个疗程。敷药处皮肤出现青紫色也无妨。

功效：降压止晕。经本方治疗高血压10例，一般用药3天后血压开始下降，头痛头昏诸症减轻，对单纯性高血压确有疗效。

典型病例

刘某，女，47岁，患高血压8年，长服降血压药而收效不佳，常感头晕，头重脚轻，头面烘热，血压22.6/9.3 KPa(170/70 mmHg)，小便化验无异常发现。采用本方治疗时期，暂时停用中、西降血压药。经本方3天治疗，患者自觉症状减轻，血压降至18.6/11.7 KPa(140/88 mmHg)，一般情况尚好。

方六

适应证：食管癌放疗、化疗反应。

妙方：杏仁霜 30 克,蜂蜜适量。

用法：将杏仁霜、蜂蜜拌匀,用温开水冲化调匀,即可当茶饮之。

服用：每日 1 剂,分 2 次服用。

功效：解毒润燥、减轻反应。

松子 ——补肾益气、养血润肠

话 说 松 子

松子又称松子仁、海松子,为松科松属植物中的红松的种仁,主要分布在我国东北的小兴安岭到长白山一带,其中黑龙江省伊春市小兴安岭地区的自然条件最适合红松的生长,世界约一半以上的红松树生长在那里,故伊春素有"红松故乡"之美誉。红松在国外也有分布,如俄罗斯、朝鲜、日本等区域。

红松为常绿针叶乔木植物。树干粗壮,挺拔顺直,树高 30 余米。心材黄褐色微带肉红,故有"红松"之称。针叶四季常青。大树树干上部常分枝,枝近平展,树冠圆锥形。生长缓慢,树龄很长,四百年的红松正为壮年,一般红松可活六七百年。结球果,圆锥状卵形。花期 6 月,球果翌年 9～10 月成熟。种子成熟时采收,打下种子,除去杂质,晒干备用。

【烹饪简介】

松子是我国古老的传统食品,食用约始见载于汉代,据《打牲乌拉志典全书》记载,清宫曾把松子列为宫廷的御膳食品。

从古至今,松子被人们视为"长寿果"佳品,不论年老年少,皆可食用。历来又被养生学家称为"坚果中的仙品",常食对老人最有养生保健的功用。

松子烹饪方法不多,以炒食、煮食为主。由于松子壳坚硬,现在加工成开口松子,炒制成原味、椒盐、奶油等味道,清香可口,吃起来方便,是深受消费者欢迎的休闲食品。

松子的传统食品有松子糖、松子糕、松子月饼等,其中著名的有苏州采芝斋"松子粽子糖",宁波特产"松仁糕",北京稻香村的"松仁枣糕"等,吃起来又香又甜,但肥胖症、高脂血症、糖尿病等患者少食为宜。

松仁炒甜玉米是一道颇受白领阶层欢迎的家常菜，烹制简单，松仁香脆，玉米甜糯，营养丰富，是增添家庭营养菜谱的美味佳肴。

松仁也可作为主要辅料烹制成一些美味佳肴，如上海名菜"松子黄鱼"，色泽诱人，鲜嫩带甜；江苏名菜"松子鱼米"，嫩白淡黄，清香鲜美；还有"松子炒虾仁"，嫩脆香鲜，风味隽永；也宴席上的一道美味佳肴。

烹饪这些菜肴都要用食油将松仁炸至脆香，最后再放入菜中一起炒匀即可。但是，炸松仁一定要用小火，以防炸焦，影响色面和口味。

选购小窍门

选购松子，要以颗粒大小均匀，有光泽，壳干硬而脆，易碎出肉，松子肉乳白，肉质饱满，无空、瘪、坏粒者为佳品。

【营养价值】

松子营养丰富，据测定，每100克松子仁中含有蛋白质16.7克，脂肪63.5克，糖类9.8克，粗纤维4.6克，磷236毫克，钙78毫克，铁6.7毫克，灰分2.7克，还富含维生素A、维生素E等物质。

松子仁中富含的脂肪，多是人体所必需的亚油酸、亚麻油酸等不饱和脂肪酸，可保持细胞膜的相对流动性，以保证细胞的正常生理功能，使胆固醇酯化，降血脂、降血黏度，改善微循环，提高脑细胞的活性，增强记忆力和思维能力。

松子仁中维生素E含量高达30%，维生素E能延缓衰老，供给体内氧气，减轻疲劳，使您更有耐久力，防止血管硬化、血液凝固，降低患心脏病的机会，和维生素A协同作用，抵御大气污染，保护肺。还能促进皮肤微血管循环，有润肤美容的作用。

松子仁中富含磷元素，磷是构成细胞膜、骨骼的重要物质，参与糖类和脂肪的代谢，它与其他元素相结合以维持渗透压和酸碱平衡，磷元素还有使心脏有规律地跳动，维持肾正常机能和传达神经刺激的重要物质，对脑细胞和神经系统均有促进作用。

由此可见，松子仁的营养价值很高，是男女老少养生保健的食物，更是妇女们润肤、美容、抗衰的理想食品，特别是小儿生长发育迟缓、老年体弱、腰痛、便秘、眩晕等,经常适量食用有防治疾病,强身健体的功用。

【文献记载】

我国历代医学家把松子视为治病的良药,并根据临床实践对其药用价值进行了研究与论述,现选录如下。

唐代医学家李珣在其编撰的《海药本草》中言,松子"主诸风,温肠胃,久服轻身,延年不老"。

宋代医学家刘翰、马志等在其编撰的《开宝本草》中谓,松子"主骨节风,头眩,去死肌,润五脏"。

明代医学家缪希雍在其编撰的《本草经疏》中曰,松子"味甘补血,血气充足,则五脏自润,发白不饥。仙人服食,多饵此物,故能延年,轻身不老"。

清代医学家黄元御在所编撰的《玉楸药解》中云,松子"润肺止咳,滑肠通便,开关逐痹,泽肤荣毛"。

清代医学家张璐在所编撰的《本经逢原》中说,松子"甘润益肺,清心、止嗽、润肠,兼柏仁、麻仁之功温中益阴之效,心肺燥痰、干咳之良药也"。

我国古代重要的药物学专著《日华子本草》中载,松子"逐风痹寒气,虚羸少气,补不足,润皮肤,肥五脏"。

【适宜应用】

中医学认为,松子性温、味甘,入肝、肺、大肠经,具有补肾益气、养血润肠、滋阴养液等功效,适应头昏目眩、自汗、心悸、病后体虚、老年体弱、肺燥咳嗽、久咳无痰、肌肤失润、大便干结、燥咳、吐血、便秘等病症。

现代医学研究发现,松子可防治慢性支气管炎、心脑血管疾病、便秘等病症。

温馨提醒

松子因性温,凡脾虚便溏、肾亏遗精、咳嗽痰多、胆囊炎者等均宜忌用。

松子仁因含油量较高,不可存放时间过长,如闻到一股"哈喇味",说明已经变质,不宜食用,以免引起不良反应。

松子的食疗功效

近几十年来,国内外有关专家运用现代科学技术对松子进行了各方面的研究,对其药理研究结果概述如下。

松子提高大脑机能、激发"智慧元素"、防老年痴呆症

现代药理研究发现,松子中所富含的磷和锰等微量元素,是保持大脑的正常功能,传达神经刺激的重要物质,对大脑细胞和神经系统均有促进作用。如果人体缺乏磷和锰等微量元素可引起神经衰弱综合征,影响智力发育。因而,青少年常食松子可促进大脑发育,活跃大脑神经,激发"智慧元素";中老年人、脑力劳动者经常适量食用松子可健脑益智,避免大脑老化,预防老年痴呆症。

松子是润肤美容、延缓衰老的佳品

现代药理研究发现,松子中所富含维生素 E,是一种强有效的自由基清除剂(抗氧化剂),能延缓细胞因氧化而老化,能防止上皮细胞过度增生、角化,保护上皮细胞,从而使皮肤润滑细嫩;同时,它能防止皮肤中的胆固醇受阳光紫外线照射后产生晒斑及致癌性物质,从而可预防晒斑与皮肤癌的发生;维生素 E 还能改善毛细血管及小血管的循环,有润泽肌肤、美发护发、防晒护肤的作用,可使面色红润有活力。由此可见,松子是妇女们润肤美容、延缓衰老的佳品。

松子有降低血脂、预防心血管疾病的功用

现代药理研究发现,松子中所富含不饱和脂肪酸,如亚油酸、亚麻油酸等,能增强血管弹性,维护毛细血管的正常功能,可降低血清胆固醇水平,可转化成具有扩张血管的作用,保持血管收缩平衡的前列腺素,可一定程度地修复损伤的血管内壁,从而起到了抑制和防止血栓形成的作用。根据国外最近的流行病学和临床实验数据表明,多不饱和脂肪酸的摄入量与冠心病的发病率和恢复期患者的死亡率呈负相关。因而,中老年人经常适量食用松子有降低血脂、预防心血管疾病的功用。

松子是润肠通便、防治体虚便秘的"良药"

现代药理研究发现,松子中含有高达 74％ 的脂肪油,主要为油酸酯和亚油酸酯,能够润滑肠道,使粪便松软,具有润肠通便缓泻而不伤正气的特殊功用,尤其对防治小儿津亏便秘、老年体虚便秘有显著的疗效。松子被民间称为是润肠通便、防治体虚便秘的"良药"。

松子营养保健养生美食

松仁粥

原料:松子仁 30 克,大米 50 克。

调料:蜂蜜适量。

制法:将松子仁捣烂如泥,大米淘洗干净,一起放入锅内,倒入适量清水,用文火煮成稀粥,待温热后加入蜂蜜拌匀,即可。

特点:清香甜美。

服用:每日 1 剂,分空腹温服。

功效:润肺滋阴、利肠通便。

适应证:肺燥干咳无痰或少痰、咽干、皮肤干燥、年老体弱及产后者的习惯性便秘。

备注:凡腹泻便溏、脾胃虚弱、食欲不振、胸满痰多、糖尿病等患者忌食。

松仁烤饼

原料:松仁 75 克,面粉 150 克。

调料:蜂蜜 50 克,白糖、黄油各适量。

制法:(1)将松仁放入烤箱,用低温烤至熟香脆,研成细末,加入蜂蜜、白糖拌匀,放入涂有黄油的烤盘,放进烤箱烤至糖色变深,糖浆变稠,取出拌匀,制成圆形成松仁糖馅;把面粉、适量清水放入器皿内调匀成糊状;备用。

(2)将煎锅烧热后,抹上少许黄油,倒入面糊摊成圆薄饼皮,用文火煎至五成熟时,包入松仁糖馅,码入烤盘,放进烤箱用文火烤至香熟,即可食用。

特点:清香甜脆。

功效：补肾益气、养血润肠、健脑抗衰。

适应证：老年体弱、肺燥咳嗽、久咳无痰、用脑过度、年老健忘、肠燥便秘等。

备注：糖尿病患者忌食。

松仁炒甜玉米

原料：松仁 50 克,甜玉米 200 克,青椒半只。

调料：豆油 100 克,白糖 5 克,精盐、味精各适量。

制法：(1) 将松仁用温热油炸至淡黄色香脆;甜玉米洗净,用沸水焯熟,沥干水分;青椒去蒂籽洗净,切成小丁;备用。

　　　(2) 把锅烧热后,倒入豆油,待油温六成热时,放入青椒丁、甜玉米爆炒片刻,加入精盐、白糖、味精调好口味,炒至水分收干,倒入炸过的松仁翻炒几下,即可。

特点：香脆甜糯、别具风味。

功效：补肾益气、滋阴养液、润肠通便。

适应：营养不良、病后体虚、老年体弱、肌肤失润、心血管疾病、大便干结等。

松子胡桃蜜膏

原料：松子仁 100 克,胡桃仁 100 克。

调料：蜂蜜 250 克。

制法：将松子仁、胡桃仁炒至香熟,研碎如细末,蜂蜜炼熟。再把松子仁末、胡桃仁末与蜂蜜一起拌匀,储瓶备用。

特点：香甜可口。

服用：每日 1～2 次,每次 1～2 匙,饭后 30 分钟,用温开水调服。

功效：健脑安神、滋阴益肺、补气养血。常食还可以润肌肤,长须发。

适应证：年老健忘、用脑过度、气血不足、失眠多梦、体质虚瘦、气少乏力、便秘等。

备注：凡糖尿病患者忌食,肾亏遗精、脾虚便清、湿痰较甚者不宜多食。

松菊益寿散

原料：松子仁、杭白菊各 100 克。

制法：将松子仁、杭白菊分别焙干,研为细末,一起混合拌匀,储瓶备用。

服用：每日 3 次,每次 10～15 克,用温开水送服,连服 6 个月至 1 年。

功效：清热滋阴、补肾益气、防老延年。

适应证：未老先衰、延年益寿、年老健忘、年老体弱、年老多病、习惯性便秘等。

松子康复食疗妙方

方一

适应证：肾虚头昏目眩。

妙方：松子仁 50 克，枸杞 15 克，红糖 20 克，黄酒 30 克。

用法：将松子仁研为细末，放入碗内，加入红糖、黄酒，隔水蒸 20～30 分钟，
　　　即可。

服用：每日 1 剂，分 2 次温服。

功效：补肾健脑、通窍止晕。

方二

适应证：肺燥干咳、久咳无痰。

妙方：松子仁 150 克，黑芝麻 75 克，冰糖 50 克。

用法：将松子仁、芝麻、冰糖分别捣烂，研为细末，储瓶备用。

服用：每日 2 次，每次 30～50 克。

功效：补肾润肺、止咳化痰。

备注：糖尿病患者忌食。

方三

适应证：老年体虚便秘。

妙方：松子 120 克。

用法：将松子炒至香熟，备用。

服用：每日 1 剂，分 2 次当零食吃，连食 20～30 天以上。

功效：润肠、通便、排毒。

方四

适应证：便秘。

妙方：松子仁 10 克，葱白 15 克，淡豆豉 6 克，五倍子 6 克，皂角刺 12 克。

制法：将上物捣烂如泥，制成饼状，备用。

用法：每日 1 次，敷于肚脐处，外用纱布包扎。

功效：行气、通便、排毒。

方五

适应证：习惯性便秘。

妙方：松子仁、胡桃仁、黑芝麻各 300 克。

用法：将上物炒至熟香，研为细末，储瓶备用。

服用：每日 2 次，每次 2～3 汤匙。

功效：补肾养液、润肠通便。

方六

适应证：冠心病。

妙方：松子仁 20 克，黑木耳 6 克，桃仁 10 克，丹皮 12 克。

用法：将上物放入锅内，倒入 2 碗清水，煎至 1 碗，备用。

服用：每日 1 剂，2 次水煎服。

功效：滋阴补肾、活血通脉。

红枣 ——补虚益气、养心安神

话 说 红 枣

红枣又称干枣、大枣,为鼠李科枣树的果实。红枣是原产于我国,最初生长在我国华北、西北一带,这些地方至今还生长着枣树的野生种——酸枣。现在,我国栽培枣树地区很广,其中以山东、山西、陕西、甘肃、河北、浙江、安徽等地区的产量最高。

红枣树为落叶灌木或小乔木植物,树高达 10 米,初夏开黄绿色小花,8～9月结果为长圆形或长卵圆形,成熟时红色,后变红紫色,果肉味甜,核两端锐尖。果实成熟时采摘,鲜用或晒干备用。

【历史概述】

红枣是我国传统的名优特产树种,自古以来就被列为"五果"(桃、李、梅、杏、枣)之一,历史悠久。

据有关史料记载,红枣大约已有 2 500 年的栽培史。我国最早的诗歌集《诗经》中就有"园有枣,其实之食"和"八月剥枣"的记叙。《战国策》中载有"北有枣栗之利……足食于民",说明红枣在当时已是百姓生活中的重要食物。

西周时期人们也开始利用红枣发酵酿造"红枣酒",作为美酒佳酿,宴请亲朋好友。

红枣树经过历代劳动人民的辛勤培育,至今品种已达 300～400 种,其中较为优良的品种有:山东乐陵的金丝小枣、北京的蜜云小枣、河南灵宝大枣、河南新郑灰枣、陕西晋枣、浙江义乌大枣、安徽琥珀蜜枣、山西保德油枣等。

【典故传说】

红枣中最负盛名的要数山东乐陵的金丝小枣,皮薄、肉厚、核小、色美、味甜,若将半熟的红枣掰开,缕缕金丝在阳光下闪闪发光,可延伸 3～6 厘米长,有"为天下第一"之美称。

清代乾隆皇帝对乐陵金丝小枣大加赞赏,他曾给城南杜家村一棵红枣树挂过"枣王牌",从此,这个村子改名为"枣牌村"。

乐陵金丝小枣种原产于我国乐陵地区,盛名于明清。一首古诗《同登乐陵城晚眺》中写道:"六月荷花连天碧,千家小枣射云红。"十分形象地描绘了当时乐陵一带金丝小枣栽培规模和蔚为壮观的景象。

相传,乐陵县城东有一棵历尽沧桑的枣树老寿星,唐代名将罗成曾在此树下拴马驻憩。现在,此树直径已1米有余,虽然枝叶枯朽过半,仍岁岁发新枝,每年还能结下百斤鲜果。

【烹饪简介】

红枣鲜食,清甜脆爽,营养丰富,但要注意清洗残留在果皮上的农药。用淘米水、淡盐水浸泡10多分钟就可清除,最好在食用之前还用开水烫泡30～60秒钟,既能彻底清除残留农药,又能消毒杀菌,保持其脆爽的口感。

干红枣与莲子、百合、龙眼、米仁煮做成各种甜点,这是我国传统的中老年人冬令养生保健的滋补品。红枣也可以制成蜜枣、乌枣、枣泥、枣醋、枣酒、枣酱等多种食品,食用方便,枣香甘甜。

干红枣也可与肉、鱼一起煲、炖做成菜汤,如"红枣煲牛蹄筋""红枣黑豆炖鲤鱼""红枣虫草炖甲鱼"等,营养丰富,味道鲜美,咸中带甜,别有风味,也是冬令进补的佳品。

在人们日常生活中,红枣还是一味佐料,可用来除腥臭怪味,炖鱼、煮羊肉时,放上几个红枣可除去腥膻味。吃过大蒜之后,嚼上一个红枣,可消除大蒜的臭味,简单方便,十分有效。

选购小窍门

选购红枣,要以果形短壮圆整,颗粒大小均匀,光泽红亮,皱纹少而浅,皮薄肉厚,肉质细腻,味甜核小;用手捏红枣,干燥而不黏手,有紧实感;无虫蛀、无异味、无霉烂者为佳品。

优质红枣多为皮色紫红,有光泽,皱纹少,痕迹浅,果粒大小均匀,果形圆壮,肉质厚实,皮薄核小,味道甘甜,手感滑糯又不松泡。

劣质红枣多为皮色深褐,无光泽,皱纹多,痕迹深,果形凹瘪,手感松软粗糙,甜味淡,有酸涩味。如红枣湿软黏手,说明红枣受潮而不能久储,很容易发生变质霉烂。

【营养价值】

红枣是一种营养佳品,素有"百果之王"的美誉。红枣含有蛋白质、脂肪、糖类、胡萝卜素、维生素 B_3、维生素 C 及磷、钙、铁等营养成分。

新鲜的红枣维生素 C 的含量十分丰富,在果品中名列前茅,是苹果的 75 倍、桃子的 100 倍左右,维生素 P 的含量也为百果之冠,有"活维生素丸"之美称。这两种维生素对防治高血压、高脂血症、动脉硬化、癌症都有良好有作用。

曾有英国医学专家对 163 位虚弱消瘦患者做对比实验,凡是连续吃红枣的,其机体康复程度比单纯服多种维生素药丸的要快 3 倍以上。因而,婴幼儿吃枣泥,比吃水果营养价值还高;产妇经常煮些红枣汤吃,对身体恢复十分有益;中老年人食用红枣,有益寿驻颜的功用。

日本专家研究发现,红枣富含的环磷酸腺苷(C－AMP),是人体能量代谢的必需物质,能增强肌力、消除疲劳、扩张血管、增加心肌收缩力、改善心肌营养,对防治心血管疾病有良好的作用,故红枣是具有极高营养价值的滋补品。

【文献记载】

我国历代医学家把红枣视为治病的良药,并根据临床实践对其药用价值进行了研究与论述,现选录如下。

我国现存最早的药学专著《神农本草经》载,红枣"主心腹邪气,安中养脾,助十二经。平胃气,通九窍,补少气、少津液,身中不足,大惊,四肢重,和百药"。

南北朝医学家陶弘景在其所撰的《名医别录》中曰,红枣"补中益气,强力,除烦闷,疗心下悬,肠澼澼"。

唐代医学家孟诜在其编撰的《食疗本草》中道,红枣"主补津液,洗心腹邪气,和百药毒,通九窍,补不足气,煮食补肠胃,肥中益气第一"。

金元时期医学家李杲认为,红枣"温以补脾经不足,甘以缓阴血,和阴阳,调营卫,生津液"。

明代医学家贾所学在其编撰的《药品化义》称,红枣"养血补肝"。

我国古代重要的药物学专著《日华子本草》说,红枣"润心肺,止嗽。补五脏,治虚劳损,除肠胃癖气"。

《中国药植图鉴》说,红枣"治过敏性紫斑病、贫血及高血压"。

【适宜应用】

中医学认为,红枣性平、味甘,入脾、胃、心经,具有补虚益气、养心安神、滋养阴血、健脾和胃、调营卫、解药毒之功效,适应肺虚多咳、胃虚食少、脾弱便溏、气血不足、血虚萎黄、倦怠无力、神志不安、心悸怔忡、失眠、妇人脏躁等病症。

现代医学研究发现,红枣可防治睡眠不佳、精神疲乏、肝炎、高血压、血小板减少症、贫血、过敏性紫癜等病症。

另据研究发现,常食鲜枣的人很少患胆结石症,这是因为维生素 C 能使人体内多余的胆固醇转变为胆汁酸排出,胆固醇减少了,结石形成的概率也就随之减少了。

温馨提醒

凡痰热咳嗽、牙病作痛、龋齿虫积、脘腹胀满者不宜食用红枣;凡有食积、便秘、宿疾、脾胃虚寒者不宜多吃红枣。

健康人红枣也不宜食用过多,以免引起腹胀、胀气、胃酸过多等不良反应。

红枣不宜与葱、黄瓜、萝卜、虾皮、鳝鱼、海鲜、动物肝同食,以免引起不良反应。

变质霉烂的红枣千万不能食用,因为红枣在细菌的作用下会产生有害的人体健康的果酸和甲醇,人吃了之后会出现头晕脑胀、视力障碍等中毒症状,重者还可危及人体生命,应予以多加注意为妥。

红枣的食疗功效

近几十年来,国内外有关专家运用现代科学技术对红枣进行了各方面的研究,对其药理研究结果概述如下。

"一日吃三枣,红颜不显老"

常言道:"一日吃三枣,红颜不显老。"这话虽有些夸张,但能形象地说出红枣对人体滋补美容、抗衰益寿的作用。

从现代医学角度来讲,红枣富含维生素 C、铁元素、多糖等营养物质,维生素 C 有很强的抗氧化活性及促进胶原蛋白合成的作用,可参与组织细胞的氧化还原反应,充足的维生素 C 能增强体力、延缓衰老,使皮肤细腻富有弹性;铁元素能提高血红蛋白的含量,使人面色红润;多糖是红枣中重要的活性物质,有明显地促进淋巴细胞增殖作用,提高机体免疫力,预防疾病,有抗衰益寿的作用。

因而,健康人经常适量食用红枣有"红颜不显老"功效;如红枣配以木耳,其补益滋养的作用更强,是老年人最为理想的抗衰延年的保健食品,更有"一辈子不显老"作用。

红枣是保护肝,治疗肝病的良药

据现代药理学研究表明,红枣中含有果糖、葡萄糖、低聚糖、阿拉伯聚糖及半乳醛聚糖等,其中酸性多糖能为肝细胞提供必需的营养物质,又能促进肝的新陈代谢,从而起到保护肝的作用。

红枣还富含的环磷酸腺苷及大量的维生素 C、维生素 B_2、硫胺素、胡萝卜素、维生素 B_3 等多种维生素,有促进蛋白质合成,增加血清总蛋白含量,提高机体的排毒能力,减轻病毒、化学药物对肝的损害。

据有关动物实验也发现,红枣可使四氯化碳性肝损伤的家兔血清总蛋白与白蛋白明显增加,同时红枣也能提高体内单核细胞的吞噬功能,有保护肝、增强体力的作用。这个发现与中医以红枣为主的配方"养肝汤"来养肝排毒的方法不谋而合,故临床上用红枣治疗慢性肝炎和早期肝硬化有良好的疗效。由此可见,红枣是保护肝,治疗肝病的良药。

红枣是防治心血管病的佳品

据现代药理学研究表明,红枣富含芦丁、皂类、环磷酸腺苷等物质,其中芦丁有健全毛细血管、维持血管壁弹性,预防动脉硬化的作用,对防治高血压、动脉粥样硬化等病有疗效;所含的皂类有调节人体代谢、增强免疫力、抗炎、抗变态反应、降低血糖和胆固醇含量等作用,对高血压和动脉硬化的治疗和预防;所含的环磷酸腺苷有改善人体微循环,扩张冠状动脉,增加脑和心脏的供血量,减慢心律,降低心肌耗氧量而改善缺血心肌的代谢,对心血管病防治作用。因此,红枣是防治心血管病的佳品。

生红枣是治疗过敏性紫癜的"灵丹"

据有关动物实验发现,红枣乙醇提取物对特异反应性疾病,能抑制抗体的产生,对小鼠反应性抗体也有抑制作用,提示红枣具有抗变态反应作用。

据现代药理学研究表明,红枣所含的乙基-D-呋喃葡萄糖苷衍生物对5-羟色胺和组胺有对抗作用,因而有抗过敏的作用。

据有关专家研究发现,人体摄入足量的环磷酸腺苷物质之后,免疫细胞中环磷酸腺苷的含量也升高,由此会抑制免疫反应,达到抗过敏效应。

但是,红枣中所含的抗过敏物质,遇热会失去其活性。因而,生食红枣治疗过敏性紫癜效果更好。由此可见,生红枣是治疗过敏性紫癜的"灵丹"。

红枣有提高免疫力、抗肿瘤的功用

据现代药理学研究表明,红枣富含多糖、桦木酸、山楂酸、环磷酸腺苷等物质,是重要的防癌抗癌的活性物质,能促进白细胞的生成,提高血清白蛋白,能促进淋巴细胞增殖作用,提高机体免疫功能,能有效阻止人体中亚硝酸盐类物质的形成,从而抑制癌细胞的形成与增殖,甚至可使癌细胞向正常细胞转化。

红枣中富含的环磷酸腺苷在生物体内参与细胞分裂与分化、形态形成、糖原和脂肪分解、类固醇生成等多种生理生化过程,并可作用于基因转录,影响蛋白质的合成,更重要的是环磷酸腺苷对治疗各种肿瘤有显著疗效。

红枣中富含的三萜类化合物具有抗癌活性,对肉瘤S-180有抑制作用,有抑制癌细胞的功效,尤其是山楂酸有明显的抗癌作用,甚至超过了常用的抗癌药氟尿嘧啶。

由此可见,经常适量食用红枣对预防和治疗消化道肿瘤有显著的疗效。

红枣营养保健养生美食

红枣养生粥

原料：红枣16枚，大米50克。

制法：将红枣、大米淘洗干净，放入锅内，倒入适量清水煮成稀粥，即可。

服用：每日1剂，分2次空腹温服。

功效：常服健脾胃、补气血、防衰老。俗语说"要得皮肤好，米粥煮红枣"的道理就在于此。

适应证：容颜憔悴、消化不良、胃虚食少、贫血、肝炎、血小板减少、羸瘦衰弱、年老体衰等。

红枣燕麦粥

原料：红枣50克，燕麦片75克。

制法：将红枣洗净去核，用清水煮沸，加入燕麦片拌匀，煮3～5分钟成粥状，即可服用。

服用：每日1剂，分1～2次食用。

功效：补虚损、敛虚汗、健脾胃。

适应证：体弱多病、体质虚羸、虚汗、脾虚少食。

红枣滋补糯米饭

原料：红枣25枚，党参12克，糯米250克。

调料：红糖50克。

制法：(1) 将红枣、党参洗净，用温水浸泡1小时后，连浸泡液煎煮30分钟，取出党参、红枣，煎液留用。

(2) 糯米淘洗干净，与适量清水一起放入大碗内，放入蒸锅内，用大火蒸至熟软，取出倒扣入盆内，放上党参、红枣，备用。另将药液、红糖用小火煮成糖汁，浇在参枣饭上，即可。

特点：清香甘甜。

功效：健脾益胃、补气强身。

适应证：年老体弱、病后体虚、体虚气弱、倦怠乏力、心悸失眠、食欲不振、便溏、浮肿等。

备注：糖尿病患者忌食。

红枣健脾饼

原料：熟红枣肉 250 克，干姜粉、鸡内金各 60 克，生白术 120 克。

制法：先把鸡内金、白术焙干，研为细末，加入红枣肉、干姜粉拌匀，再用力捣烂如泥，制成小饼，放入烤箱烤至熟香干脆，即可。

特点：香脆甜美。

服用：每日 2 次，每次空腹食小饼 2～3 个。

功效：健脾益胃、温中止泻。

适应证：脾胃虚寒、食欲不振、消化不良、日久泄泻等。

红枣枸杞莲子汤

原料：红枣 30 克，绿豆 50 克，枸杞 25 克，莲子肉 30 克。

调料：红糖适量。

制法：将绿豆洗净，用温水浸泡 4 小时，红枣、莲子肉洗净，一起放入锅内，倒入适量清水，先用大火煮沸后，改用小火煮至熟酥，加入枸杞、红糖，再煮片刻，即可服用。

特点：清香甜美。

服用：每日 1 剂，分 2 次服用。

功效：滋阴养肝、补血明目、补肾健脾。

适应证：虚劳而阴血不足、耳鸣眼花、阴虚火旺、内热烦忧、失眠多梦、腰膝酸软等。

备注：糖尿病患者忌食。

万寿滋补酒

原料：红枣 50 枚（去核），枸杞 24 克，生姜 60 克，人参、白术、白芍、川芎、当归、茯苓、熟地黄、炙甘草各 30 克，优质白酒 2500 克。

制法：将以上各味切碎，纳入纱布袋内，扎紧袋口，放入酒坛内，倒入白酒密封浸泡半个月以上，即可服用。

服用：每日 2 次，每次服 20 毫升。

功效：大补气血、益肾养精、健身抗衰。

适应证：肾精不足所致的心悸征忡、气短乏力、视力减退、精神萎靡、食欲不振、未老先衰等。

红枣康复食疗妙方

方一

适应证：失眠。

妙方：红枣 16 枚，石菖蒲 12 克，浮小麦 30 克。

用法：将上物放入锅内，倒入 2 碗清水，煎至 1 碗，即可服用。

服用：每日 1 剂，2 次水煎服。

功效：健脾补虚、安养心神。

方二

适应证：慢性肝炎。

妙方：红枣 15 枚，茵陈 30 克。

用法：将上物放入锅内，倒入 2 碗清水，煎至 1 碗，即可服用。

服用：每日 1 剂，2 次水煎服，连服 10～15 天。服药时忌油腻食物。

功效：清热解毒、健脾柔肝。

方三

适应证：单纯性紫癜、过敏性紫癜。

妙方：生红枣 30 个。

用法：将生红枣洗净，备用。

服用：每日吃 3 次，每次吃 10 个，服至紫癜消退为止。

功效：补虚益气，滋养阴血，健脾和胃。经本方治疗非血小板减少性紫癜 6 例，
　　　除 1 例曾同时给予维生素 C、维生素 K 及盐酸苯海拉明外，其余均单独
　　　服本方治疗。紫癜消退时间：1 例为 2 天，3 例为 3 天，2 例为 7 天，平均
　　　为 4 天。随访结果：有 5 例未见复发，仅 1 例复发。

方四

适应证：妇女更年期综合征、心悸不安、烦躁失眠、体虚腰痛等。

妙方：红枣 15 枚，黄豆 30 克，山药 20 克，百合 10 克，龙眼肉 15 克，枸杞

25 克。

用法：将上各味洗净，一起放入锅内，倒入适量清水，用文火煎至熟软，即可服用。

服用：每日 1 剂，分 2～3 次服食。

功效：滋阴益肾、养心安神。

方五

适应证：肝癌。

妙方：红枣 15 枚，柴胡 12 克，半夏、党参、黄芩各 9 克，甘草 5 克。

用法：将上物放入锅内，倒入 3 碗清水，煎至 1 碗，即可服用。

服用：每日 1 剂，2 次水煎服，连服 30 天。

功效：健脾益胃、补气养血、疏肝化瘀。

方六

适应证：放疗、化疗后血常规异常，以血小板下降为主。

妙方：红枣 25 枚，羊胫骨 2 根，糯米 60 克。

用法：将红枣、糯米洗净，羊胫骨洗净敲碎，三物一起放入锅内，加入适量清水，用文火熬成稀粥，即可。

服用：每日 1 剂，分 2 次温服，连服 20～30 天以上，至血常规正常。

功效：养气血、调营卫、解药毒。

荔枝 ——补血养心、健脾益肝

话 说 荔 枝

荔枝又称丹荔、离枝,为无患子科常绿果树荔枝的果实。荔枝原产于我国南方,如今海南岛还有野生的荔枝林,主产区主要分布在广东、广西、福建、海南、台湾等地区。

荔枝为常青的亚热带乔木果树,树高10~20米,树冠较大。荔枝树生长缓慢,从生长到开花结果大约需10年,盛果期约30年。花期3~4月,果期5~8月。果近球形或卵圆形,熟时鲜红色或紫红色。果皮有显著突起小瘤体,鲜果肉半透明凝脂状,味甜香美。一棵大荔树每年可结果500千克以上,多的可达1 500千克。果实成熟时采摘,鲜用或晒干备用。

荔枝树龄可高达千年。福建莆田县宋氏祠堂里有一棵"宋家香"荔枝树,至今已有1 300多年的树龄,是我国最古老的荔枝树。如今每年仍枝繁叶茂,开花结果,呈现出一派"老当益壮"的生机勃勃景象。

荔枝品种繁多,主要有妃子笑、一品红、满林香、玉荷包、挂绿、丁香、十八娘等。其中丁香荔枝产于广西桂平,果核大的如米粒,小的似芝麻,肉厚甜腻,被誉为"天下第一荔";广东增城产的桂绿荔枝为众多品种之最佳,外壳青绿,果肉滑爽,香味奇特。

【历史概述】

我国是荔枝的故乡,栽培时代始于秦汉,盛于唐宋,至今已有2 000~3 000年的历史。

据古书《民物志》《广志》记载,早在二三千年前就栽培荔枝了。

荔枝本系南方之果,因汉代以前岭南诸地犹未与中原沟通,则未有所闻。自汉武帝元鼎六年破南越,南越赵伦献汉皇帝荔枝后,荔枝从此成为岁贡之物。

　　但是由于路途遥远,荔枝送至京城时,已经色香味俱无了。所以必须用快马"十里一置,五里一堠"地从南运荔枝北上,才能保持荔枝的新鲜,以致"奔腾险阻,死者继路"。

　　幸而当时有个叫唐羌的县令对这种害命费财的做法看不过去,启奏东汉和帝说,以皇帝的尊贵,每日都有名馐佳肴,不必以水果为珍品,况且南方"恶蛇、猛兽不绝于路",要运送新鲜荔枝,驿使必遭伤害;再说吃鲜荔枝,也未必延年益寿。汉和帝总算还明白事理,下诏免去了这项劳民伤财的进贡。

　　但600多年之后,唐朝风流皇帝李隆基又以美色自娱,他那个"集三千宠爱于一身"的杨贵妃"嗜荔支(即枝),必欲生致之",为了让贵妃尝鲜儿,下旨取涪州荔枝,从子午谷路进入,飞骑传送,为了保证荔枝的色、香、味,昼夜兼程,历程数千里,味未变已至京师。

　　唐代诗人杜牧曾有诗云:"长安回望绣成堆,山顶千门次第开,一骑红尘妃子笑,无人知是荔枝来。"生动地描写了皇家飞骑为杨贵妃传送荔枝的情景。现在荔枝的品种中有"妃子笑",大概就是由此而得名的吧。

【诗文欣赏】

　　由于荔枝香气清远,甘香适口,自古以来,为人们所喜食。不少文人墨客,对荔枝都给予了较高的评价。

　　唐代著名诗人白居易爱食荔枝,他称赞道:"嚼疑天上味,嗅异世间香。"他还特别作《荔枝图序》:"荔枝生巴峡间,树形团团如帷盖。叶如桂,冬青;华如桔,春荣;实如丹,夏熟。朵如葡萄,核如枇杷,壳如红缯,膜如紫绡,瓤肉莹白如冰雪,浆液甘酸如醴酪……"把荔枝的形态描写得淋漓尽致。

　　宋代宋徽宗赵佶也喜吃荔枝,曾赋一首《宣和殿荔枝》诗:"密移造化出闽山,禁御新栽荔枝丹。玉液乍凝仙掌露,绛苞初结水晶丸。酒酣国艳非朱粉,风泛天香转蕙兰。何必红尘飞一骑,芬芳数本座中看。"作者写出了鲜荔枝果肉半透明凝脂状、香郁味甜的特点。

　　北宋文学家苏东坡认为荔枝是世界上最鲜美的果品,非常贪吃,写出"日啖荔枝三百颗,不辞长作岭南人"的名句,因为苏东坡爱吃荔枝,连家都愿意搬去了并长期居住。

【烹饪简介】

　　自古以来,荔枝被列为珍贵名果,素有"果中之王"之美称。

鲜食荔枝,肉质脆嫩,香甜可口,冷藏过的荔枝,更是清凉甜爽,沁人心脾。荔枝的诱惑力很大,竟使得一些佛门弟子也一改"不尝殷红似血之果"的教规,而大造"要得仙,荔枝啖"的舆论,故荔枝又有"人间仙果"的美誉。

新鲜荔枝不易储藏,十分容易变质,有"一日色变,二日香变,三日味变,四日色香味尽去"的特点。现在随着荔枝保鲜技术的进步,从南方运到北方的新鲜荔枝,还能保持其肉质晶莹、清甜嫩美的味道。但从超市、水果店买回家的新鲜荔枝一时吃不完,就要马上放入冰箱内冷藏,最好在2～3天内吃完,时间放久了就要变质,味道也就不好吃了。

荔枝不仅是鲜食的佳果,还可制成荔枝干、罐头,浓缩成为果汁、酿酒、煮荔枝胶等。

用荔枝干与大米煮粥,有补肝肾、健脾胃、益气血的功效,是中老年人的健身益寿的膳粥;用荔枝干与莲子、红枣、白扁豆等煮成羹食用,是贫血、病后体虚、年老体弱、心悸失眠、脾虚久泻、病后调养、体质虚弱、产后体虚等患者理想的康复佳品。

选购小窍门

选购荔枝,要以色泽鲜艳、颗粒饱满、皮薄肉厚、肉质细腻、味甜多汁、清香者为佳品。好的荔枝用手捏手感发紧,并有弹性;若荔枝外壳的龟裂片平坦、缝合线明显,味道定会甘甜可口。

【营养价值】

荔枝营养丰富,据测定,每100克中含有蛋白质0.7%,脂肪0.1%,糖15.0%,纤维素0.2%,矿物质0.4%,其中钙4毫克,磷32.0毫克,铁0.7毫克,维生素$B_1$0.02毫克,维生素$B_2$0.07毫克,维生素C15毫克,维生素$B_3$1.1毫克,尚含苹果酸、枸橼酸、矢车菊素、多量游离的精氨酸、色氨酸等成分。

荔枝是美容佳果,这是因为其富含铁元素及维生素C,铁元素能提高血红蛋白的含量,使人面色红润,维生素C能使皮肤细腻富有弹性。

荔枝所含的天然葡萄糖特别多,可高达66%以上。天然的葡萄糖有补脑益智、补充能量润肺补血的特殊功效,对加强血液循环、促进新陈代谢也有特殊的作用。

因而,民间常用荔枝干煮食当作营养食品来滋补身体,尤其适合于年老体弱、病后体虚、病后调养、体质虚弱、产后体虚、贫血、血崩、心脏衰弱等患者,经常适量食用对他们身体康复有大有裨益。

【文献记载】

我国历代医学家把荔枝视为治病的良药,并根据临床实践对其药用价值进行了研究与论述,现选录如下。

唐代医学家孟诜在其所撰的《食疗本草》中曰,荔枝"益智,健气"。

唐代医学家李珣在其所编撰的《海药本草》中云,荔枝"主烦渴,头重,心躁,背膊劳闷"。

明代著名药物学家李时珍在其所著的《本草纲目》中言,荔枝"治瘰疬,疔肿,发小儿痘疮"。

清代医学家吴仪洛在其编撰的《本草从新》中称,荔枝"解烦渴,止呃逆"。

清代医学家黄元御在其编撰的《玉楸药解》中谓:"荔枝,甘温滋润,最益脾肝精血,阳败血寒,最宜此味。功与龙眼相同,但血热宜龙眼,血寒宜荔枝。干者味减,不如鲜者,而气质和平,补益无损,不至助火生热,则大胜鲜者。暖补脾精,温滋肝血。"

清代医学家王士雄在其编撰的《随息居饮食谱》中曰,荔枝"甘温而香,通神益智,填精充液,辟臭止痛,滋心营,养肝血"。

我国古代重要药物学专著《医林纂要》载,荔枝"补肺,宁心,和脾,开胃。治胃脘寒痛,气血滞痛"。

我国古代重要的地方药物学专著《泉州本草》说,荔枝"壮阳益气,补中清肺,生津止渴,利咽喉,治产后水肿,脾虚下血,咽喉肿痛,呕逆等证"。

【适宜应用】

中医学认为,荔枝性温、味甘酸,入脾、胃、肝经,具有补血养心、健脾益肝、安神理气、益颜色、填精髓等功效。

鲜荔枝(果肉)有生津止渴、和胃平逆、补脑健身的功用,适应咽肿喉痛、胃燥气逆、食少、津液不足、胃痛呃逆、顽固性呃逆、胃脘胀痛、疔肿等症。

干荔枝水煎或煮粥食都有补肝肾、健脾胃、益气血的功效,适应心悸、失眠、脾虚久泻、病后体虚、产后水肿、中虚呃逆、年老体弱、贫血、血崩、瘰疬、外伤出血等症。

荔枝核有理气、散结、止痛的功效，适应疝气痛、鞘膜积液、睾丸肿痛、胃痛、痛经等症。

现代医学研究发现，荔枝可防治呃逆、贫血、失眠、健忘、神经衰弱等病症。

温馨提醒

荔枝因性温，故凡阴虚火旺、青春痘、龈肿口痛、衄血、痛风、糖尿病、伤风感冒、急性炎症者等少吃为宜。

俗语有"一只荔枝三把火"吃多了易"上火"，会影响肠胃功能，甚至会得一种低血糖症的"荔枝病"，有头昏恶心、心慌、出冷汗、脸色苍白、四肢无力等表现，重者还会出现抽搐、呼吸不规则、脉搏细弱，突然昏迷等类似低血糖的症状。

此时，应让患者立即平卧于床，即刻喝一杯浓糖水即可缓解，如出现抽搐、突然昏迷等严重者，要及时送至医院抢救治疗，以免引起不良后果。如是轻微的"荔枝病"，只要用荔枝壳15克水煎服，即可减轻其症状。

荔枝的食疗功效

近几十年来，国内外有关专家运用现代科学技术对荔枝进行了各方面的研究，对其药理研究结果概述如下。

荔枝是补脑益智的佳果

据现代药理学研究表明，荔枝富含游离的精氨酸、色氨酸等氨基酸营养成分，是人体必需的氨基酸，尤其对大脑神经系统的信息传输具有促进作用。氨基酸本身就是大脑发育和运转的基础物质，可以说大脑离开了氨基酸就会停止运转。荔枝还富含葡萄糖66%、蔗糖5%，总糖量在70%以上，既可迅速把荔枝的游离氨基酸输送到大脑组织，又能为大脑补充足够的糖分，能及时为大脑组织提供营养物质。

因此,青少年学生、脑力劳动者常食荔枝可补充大脑营养,活跃大脑神经,激发"智慧元素",有补脑益智的作用;中老年常食荔枝,可避免大脑老化,预防老年痴呆症,又能明显改善失眠、健忘、神疲等病症。

荔枝有润肤红颜的美容功效

据现代药理学研究表明,荔枝富含维生素 C 与铁元素,其中维生素 C 能促使胶原蛋白的生成而增进发育,使皮肤富有弹性,能抑制皮肤黑色素的产生,也能使沉着于皮肤上的黑色素逐渐消退,可防治黑斑、雀斑及色斑,能使毛细血管壁的韧性和弹性增强,使皮肤润滑。铁元素是构成红细胞内血红蛋白的重要原料,是维持人体正常生命活动最重要的 10 多种生物酶(如过氧化氨酶、细胞色素 C、细胞色素氧化酶等)的组成成分,使人面色红润,容光焕发。因而,尤其是花季少女、中老年妇女经常适量食用荔枝有润肤红颜的美容功效。

荔枝有降低血糖的作用

据现代药理学研究表明,荔枝中含有一种 α-次甲基环丙基甘氨酸的物质,具有降低血糖作用。因而,糖尿病患者常食荔枝对降低血糖,对疾病康复有一定的益处。

荔枝治疗顽固性呃逆的"灵丹"

我国历代医学家认为荔枝有健脾、和胃、降逆的功效,可治疗胃燥气逆、胃痛呃逆、中虚呃逆等各种呃逆症,尤其对治疗顽固性呃逆有特效,故被历代医学家称为荔枝是治疗顽固性呃逆的"灵丹"。

荔枝营养保健养生美食

荔枝红枣粥

原料:干荔枝肉 15 克,红枣 15 枚,大米 60 克。

制法:将红枣、大米洗净,与荔枝肉一起放入锅内,倒入适量清水,先用大火煮沸,再改用小火煮成稀粥,即可服用。

特点:粥稠红润,香甜可口。

服用:每日 1 剂,分 2 次,当点心食用。

功效：补气养血、健脾开胃。

适应证：病后体虚乏力、气虚血亏、面色萎黄、食少口苦等。

荔枝鲜果汁

原料：鲜荔枝 100 克,橙子 1 个,柠檬 1/4 个。

调料：蜂蜜适量。

制法：(1) 将荔枝去壳剥肉;橙子一刀切成两半,用榨汁机榨取原汁;柠檬挤出原汁;备用。

(2) 将荔枝肉放入榨汁机内,榨出原汁,与橙汁、柠檬汁、蜂蜜一起拌匀,即可饮用。

特点：色泽淡红、香甜味美。

服用：每日 1 剂,1 次饮完。现做现饮,以免变质。

功效：补血养颜、益气开胃、防病健身。

适应证：咽肿喉痛、食欲不振、胃燥气逆、津液不足、气虚血亏、面色萎黄、病后体虚等。

备注：糖尿病患者不宜食用。

荔枝养生汤

原料：干荔枝 30 克,鲜山药 100 克,大枣 16 枚,莲子肉 15 克。

调料：红糖适量。

制法：(1) 将荔枝去壳;大枣洗净;山药去皮洗净,切成小块;莲子肉洗净,用清水浸泡片刻;备用。

(2) 先把大枣煮至熟软时,再加入荔枝肉、山药块、莲子肉,再用小火煮 15 分钟,加入红糖调好口味,即可食用。

特点：甘甜可口。

服用：可供 3 人当点心服用。

功效：健脾胃、养气血、益肝肾、抗衰老。

适应证：病后体虚、产后体弱、神经衰弱、年老体弱多病者。

备注：糖尿病患者不宜食用。

荔枝健脾汤

原料：荔枝干 30 克,白扁豆 60 克。

调料：红糖 30 克。

制法：先将白扁豆洗净，用温水浸泡 2 小时，放入锅内，倒入适量清水，用小火煮至熟酥，再加入荔枝干煮片刻，加入红糖煮至溶化，即可服用。

特点：清香甜美。

服用：每日 1 剂，分 2 次服食。

功效：健脾益气、固肠止泻。

适应证：年老脾虚泄泻，体虚大便溏泄等。

备注：糖尿病患者不宜食用。

荔枝养血蜜膏

原料：鲜荔枝适量。

调料：蜂蜜 500 克。

制法：(1) 将荔枝洗净，剥壳取肉，用榨汁机榨出原汁 500 毫升，备用。

　　　(2) 把荔枝汁、蜂蜜放入锅内，用文火边煮边拌至沸，熄火冷却后储瓶密封，放入冰箱冷藏约 15 天结成膏状，即可服用。

特点：果香甘甜。

服用：每日 2 次，每次 1～2 匙，用开水冲服。

功效：补气养血、降逆止呃、润肤红颜、抗衰强身。

适应证：贫血、心悸、失眠、胃寒呃逆、年老体虚、病后体弱、皮肤干枯萎黄等。

备注：凡糖尿病、阴虚火旺者忌服。

滋补回春酒

原料：荔枝肉 1 000 克，人参 30 克，优质白酒 2 500 克。

制法：将荔枝去核，人参切成薄片，一起纳入纱布袋内，放入酒坛内，倒入白酒密封浸泡 15 天，即可。

特点：酒香清美。

服用：每日 2 次，每次服 20 毫升。

功效：大补元气、养血安神、健身益寿。本方选自《同寿录》，为古人养生保健方。

适应证：年老体弱、病后体虚、体质虚弱、未老先衰、神经衰弱、精神不振、心悸怔忡、健忘失眠、性机能减退。

备注：凡阳盛、阴虚火旺者忌服。

荔枝康复食疗妙方

方一

适应证：风寒感冒。

妙方：荔枝肉 30 克,黄酒适量。

用法：将荔枝肉与黄酒煮至温热,即可。

服用：每日 1 剂,趁热顿服,卧床盖被发汗。

功效：祛风、散寒、解表。

方二

适应证：心脾两虚型失眠,症见头晕眼花,面色少华,多梦易醒,心慌健忘,胃口不开,无精打采,大便溏薄或软,舌质淡红,舌苔薄,脉细。

妙方：荔枝肉 30 克,茯神 15 克,红枣 15 克。

用法：将上物放入锅内,倒入 2 碗清水,煎沸片刻,即可服用。

服用：每日 1 剂,2 次水煎,喝汤食荔枝肉、红枣,连服 1～2 周。

功效：养血安神、健脾补虚。

方三

适应证：各种呃逆、顽固性呃逆。

妙方：荔枝干 12 个,黑芝麻 30 克。

用法：将上物放入锅内,倒入 2 碗清水,用文火煎至 1 碗,即可服用。

服用：每日 1 剂,2 次水煎服。

功效：平胃、降逆、止呃。一般服 2～3 剂,即可止呃。

方四

适应证：糖尿病。

妙方：荔枝干 9 个,绿豆、柿叶各 30 克。

用法：将上物放入锅内,倒入 2 碗清水,煎至 1 碗,即可服用。

服用：每日 1 剂,2 次水煎服,连服 15～20 天。

功效：清热润燥、生津降糖。

方五

适应证：小儿遗尿。

妙方：荔枝肉 8 枚,大枣 8 枚。

服用：每日 1 剂,于临睡前食用,食后不再喝水,连食 20～30 天。

功效：健脾益肾、固摄缩尿。

方六

适应证：功能性子宫出血伴贫血。

妙方：荔枝干肉 16 枚,大枣 18 枚。

用法：将大枣洗净,与荔枝干肉一起放入碗内,隔水炖 40～50 分钟,即可服用。

服用：每日 1 剂,分 2 次食服,连服 8～10 天。

功效：补虚养血、固摄止血。

龙眼 ——补心安神、补虚长智

话 说 龙 眼

龙眼又称桂圆、亚荔枝,为无患子科植物桂圆的果实。龙眼原产于我国南部及西南部,其中以福建泉州、莆田的生产的龙眼最为著名。龙眼为常青的乔木果树,树高10米。花期3~4月,果期7~9月。果实成熟时采摘,鲜用或晒干备用。龙眼的主要品种有福眼、水眼、圆眼、石峡、大乌圆等。

【历史概述】

龙眼是我国历史上备受推崇的四大名果之一,迄今已有2 000多年的栽培历史。

汉代以前就已栽培。传说南越王赵佗曾以龙眼进贡给汉高祖。据《汉书》记载:"汉乃遣单于使,令谒者将送,赐橙橘、龙眼、荔枝。"

又据公元4世纪晋朝人嵇含所著的《南方草木状》记载:"魏文帝召群臣曰:南方果之珍异者,有龙眼、荔枝、出九真、交趾。"

龙眼主要产于我国的福建、广东、广西、台湾等地区。此外,海南、云南、贵州、四川等也有小规模种植,其中以福建所产的量多质优,占全国总产量的50%以上。

【典故传说】

宋朝大文学家苏东坡十分爱食龙眼和荔枝,曾写有一段评说:"闽越高荔枝而下龙眼,吾为评之。荔枝如食蝤蛑大蟹,斫雪流膏,一噉可饱;龙眼如食彭越石蟹,嚼啮久之,了无所得。然酒阑口爽,餍饱之余,则咂啄滋味,石蟹有时胜蝤蛑也。"苏东坡以此作论,字里行间虽然洋溢着对荔枝的一往深情,但分明也不肯贬低龙眼的身价,足见爱之不浅。

传说远古时期,在我国闽南一带,每年八月有一条恶龙就要翻江倒海,兴风作浪,糟蹋庄稼,毁坏房屋,伤害人命。每逢此时当地老百姓只好远离家园,逃到深山野林的洞穴里躲藏起来。

这时,有一位名叫龙眼的少年,智勇双全,武艺高强,看到恶龙如此兴风作浪,决心为民除害,敢于与恶龙决一雌雄。又至八月,大海潮水涌来,龙眼就准备好用酒浸泡过的猪羊肉,诱骗恶龙上岸。恶龙嗅到这猪羊肉的香味就冲上岸边,三口二口就把猪羊肉吃光了。猪羊肉是用大量酒浸泡的,没等恶龙跑几步,就醉倒在海滩边呼呼地大睡起来。

此时,龙眼趁机拔出钢刀,向恶龙的左眼用力刺去,鲜血四溅,恶龙的左眼被刺落在地。恶龙痛得在地上来回翻滚,转身就要逃跑,龙眼抓住龙角,跳骑在恶龙的身上。正当恶龙拼命要翻倒龙眼时,龙眼又拿出钢刀刺向恶龙的右眼,恶龙的右眼也被滚落在地上。恶龙失去了双眼,痛得"哇哇"大叫。

经过一场生死搏斗,龙眼终于斩下龙头,为民除害。龙的双眼一落地,则萌发成珠,所结的果又酷似龙目。又为了纪念勇斗恶龙的少年龙眼,故老百姓称桂圆为"龙眼"。

【烹饪简介】

新鲜龙眼,色泽晶莹,肉质极嫩,味甘如蜜,纯甜无酸,如放入冰箱冷藏后食用更加凉甜爽美,汁多甜蜜,美味可口,实为其他果品所不及。

现在有些酒家推陈出新,用新鲜龙眼烹饪菜肴,如"龙眼炒白果",白黄相间,脆软爽口,咸中带甜,别有风味;又如"虾仁炒龙眼白果",虾仁光亮洁白,龙眼晶莹,白果乳黄,嫩滑清爽,鲜中带甜,营养丰富,也能为宴请亲朋好友增添不少新鲜感。

用新鲜龙眼烹饪菜肴一般均应在菜肴将烧熟时放入,炒几下即可,保持其晶莹、嫩滑、爽口的特点。

龙眼的传统做法就是做蒸糕、八宝饭,也可以加入莲子、百合、红枣、米仁煮做成各种甜点,这是中老年人冬令养生保健的滋补品。龙眼肉煮鸡蛋,是产妇补血益气、康复机体的进补佳品。

龙眼还可加工成罐头、龙眼干、龙眼膏等,方便食用,健康人常食有补胃提神,"强魂聪明,轻身不老"的益处,也是病后体虚,贫血萎黄,神经衰弱,产后血亏等患者的理想康复滋补品。

选购小窍门

选购龙眼,要以颗粒圆整,色泽亮黄,壳硬薄、易碎,肉厚糯软,味甜浓润,肉、核易分离者为佳品。壳面顶部有小孔,说明内有蛀虫;捏壳起瘪而不易碎者,说明内已受潮;外壳有白霉花点,说明果肉已霉变。

【营养价值】

龙眼营养丰富,据测定,每100克鲜果中含蛋白质5克,脂肪0.2克,糖类65克,胡萝卜素0.01毫克,维生素$B_3$2.5毫克,维生素$B_2$0.55毫克,维生素C34毫克,钙13毫克,磷26毫克,铁0.4毫克,还含有机酸、腺嘌呤等营养成分,不仅是维持人体生命所必需的营养素,而且对调节人体生理功能代谢大有益处。

龙眼所含的蛋白质、维生素是维护皮肤、毛发功能,延缓机体衰老的重要物质。

清代医家王立雄称赞的龙眼为"果中神品,老弱宜之"。经常适量食用鲜龙眼能生津液、润五脏,是阴虚津少、心中烦热、口燥咽干、咳嗽痰少等患者的康复果品。

我国民间常用龙眼肉干水煎服、泡酒或嚼食,具有补心安神、益气养血的作用,是记忆力低下、头晕失眠、久病体衰、老年或产后气血不足、心悸失眠、食少羸瘦、健忘等患者的理想康复佳品。

【文献记载】

我国历代医学家把龙眼视为治病的良药,并根据临床实践对其药用价值进行了研究与论述,现选录如下。

我国现存最早的药学专著《神农本草经》载,龙眼"主五脏邪气,安志、厌食,久服,强魂魄聪明,轻身不老"。

宋代医学家卢多逊等在其所撰的《开宝本草》中称,龙眼"归脾而能益智"。

明代著名药物学家李时珍在其所著的《本草纲目》中言:"食品以荔枝为

贵，而资益则龙眼为良，盖荔枝性热，而龙眼性和平也。严用和《济生方》治思虑劳伤心脾有归脾汤，取甘味归脾，能益人智之义。"

明代医学家兰茂在其所撰的《滇南本草》中云，龙眼"养血安神，长智敛汗，开胃益脾"。

明代医学家李中梓在其所撰的《本草通玄》中谓，龙眼"润肺止咳。"

明代医学家贾所学在其编撰的《药品化义》中曰："桂圆，大补阴血，凡上部失血之后，入归脾汤同莲肉、芡实以补脾阴，使脾旺统血归经。如神思劳倦，心经血少，以此助生地、麦冬补养心血。又筋骨过劳，肝脏空虚，以此佐熟地、当归，滋补肝血。"

清代医学家严洁等合著的《得配本草》中道，龙眼"益脾胃，葆心血，润五脏，治怔忡"。

我国古代重要的地方药物学专著《泉州本草》中说，龙眼"壮阳益气，补脾胃。治妇人产后浮肿，气虚水肿，脾虚泄泻"。

【适宜应用】

中医学认为，龙眼性温、味甘，入心、肾、肝、脾经，具有补心安神、健脾开胃、养血益气、补虚长智之功效，适应失眠、健忘、惊悸、怔忡、心脾两虚、气血不足、血虚萎黄、虚劳羸弱、月经不调、崩漏等病症。

龙眼肉配伍酸枣仁，有养血安神之功效，适应肝血不足、心神失养之虚烦少寐等症。

龙眼肉配伍枸杞有养血安神、滋阴壮阳之功效，适应体倦乏力、年老体弱、阴血不足之头晕目眩、失眠健忘、心悸怔忡、腰膝酸软等症。

我国民间常以龙眼干配伍党参水煎服，有补气血、增元气、抗衰老之功效，可治疗气血亏损、产妇虚弱、老弱病多等症。

现代医学研究发现，龙眼可防治失眠、记忆力衰退、神经衰弱、心律失常、贫血、子宫癌等病症。

另据研究发现，龙眼肉还有降血脂、增加冠状动脉血流量等作用，对高血压、冠心病患者有利。

温馨提醒

龙眼因性温，凡内有痰火、上火发炎、湿滞停饮者忌服，孕妇、虚火内热者不可多食,过食易引起气滞、腹胀、食欲减退等症状。

购买新鲜龙眼时,要注意新鲜的果肉应是透明无薄膜,无果汁溢出的,还要注意果蒂部是否渗水,如有就容易变质。变质的龙眼千万不能食用,会引起食物中毒。

新鲜龙眼最好到超市、水果店去购买,路上摊贩有时会用疯人果冒充龙眼来卖,疯人果又叫龙荔,有毒,外壳较龙眼平滑,没有真龙眼的鳞斑状外壳,果肉黏手,不易剥离,也没有龙眼肉有韧性,还有点儿带苦涩的甜味。所以一定要注意龙眼与疯人果的鉴别,以免食物中毒。

龙眼的食疗功效

近几十年来,国内外有关专家运用现代科学技术对龙眼进行了各方面的研究,对其药理研究结果概述如下。

龙眼有明显的抗衰老作用

据现代药理学研究表明,龙眼肉有抑制使人衰老的黄素蛋白酶-脑B型单胺氧化酶(MAO-B)的活性,人体有一种黄素蛋白酶(MAO-B)和机体的衰老有密切相关,即其活性升高则可加速人体老化,如其活性降低则人体老化延缓。

由此,有关专家、学者在我国第二届抗衰老科学研究会上提出,龙眼可能会成为潜在的具有MAO-B抑制活性的抗衰老食品,并证实了《神农本草经》所言的龙眼有"轻身不老"之功效。因而,中老年经常适量食用龙眼有抗衰老、延年益寿的作用。

龙眼是补心安神、抗心律失常的良药

我国历代医学家认为,龙眼有补心安神、养血益气、补虚长智之功效,可治疗失眠、健忘、惊悸、怔忡等病症。据有关临床上报道,曾以龙眼为主的中药治疗心律失常治疗32例,结果显效23例,有效5例,无效4例,获得良好的疗效。

龙眼有抑制癌细胞、防治子宫癌的功效

据日本大阪中医研究所,曾对 800 多种天然食物、药物进行抗癌试验,发现龙眼肉的水浸液对子宫颈癌细胞有 90％以上的抑制率,比对照组抗癌化疗药物博来霉素要高 25％,它几乎与抗癌药物长春新碱相当。

又据有关临床证明,曾用龙眼浸膏 20 克并配合其他抗癌药,对于尚能存活半年的癌症患者有较好疗效,症状改善率达 90％,癌增殖抑制率约为 50％,能有效地延长癌症患者的生存期。

由此可见,中老年,尤其更年期妇女在妇科癌症多发的阶段,经常适量食用龙眼有抗癌,预防子宫癌的功效。

龙眼营养保健养生美食

龙眼炖银耳

原料:龙眼肉 15 克,水发银耳 50 克。

制法:将银耳用温开水洗去污物,与龙眼肉一起放入碗内,隔水炖至熟软,即可服用。

特点:清香、润滑、清淡。

服用:每日 1 剂,分 2 次食用。

功效:滋阴补虚、养血润肺,常食可以抗衰防癌、益气色、润肌肤。

适应证:阴虚体虚、面黄肌瘦、肺虚咳嗽及各种出血症。

龙眼安神汤

原料:龙眼肉 20 克,炒枣仁 12 克,桑椹、枸杞各 15 克。

调料:红糖适量。

制法:将龙眼肉、炒枣仁、桑椹、枸杞放入锅内,倒入适量清水,先用大火煮沸后,再改用小火煮半小时,加入红糖调好口味,即可饮用。

特点:汁浓甘甜。

服用:每日 1 剂,分 2 次食服。

功效:养血安神、滋阴益肝、补肾养心。

适应证:头晕头痛、心悸失眠、烦躁易怒、腰膝酸软、神经衰弱、肝肾阴虚等。

备注:糖尿病患者不宜食用。

龙眼补血汤

原料：龙眼肉 15 克,莲子肉 25 克,栗子肉 9 个,红枣 16 枚。

调料：红糖适量。

制法：将莲子肉、栗子肉、红枣洗净,一起放入锅内,倒入适量清水,煮至八成熟,再放入龙眼肉、红糖煮至熟软,即可服用。

特点：清香甜美、汁浓可口。

服用：每日 1 剂,分 2 次服用。

功效：补肾养心、补血安神。

适应证：心肾精血不足而引起的头晕脑胀、失眠健忘、思虑劳伤、神疲乏力、心悸、腰膝酸软等。

备注：糖尿病患者不宜食用。

龙眼莲子汤

原料：龙眼肉 15 克,莲子肉 15 克,大枣 16 枚。

调料：红糖适量。

制法：(1) 将莲子肉洗净,用清水浸泡片刻;大枣洗净;备用。

(2) 先把大枣煮至熟软时,再加入龙眼肉、莲子肉,再用小火煮 25 分钟,加入红糖调好口味,即可食用。

特点：甘甜可口。

服用：每日 1 剂,分 2 次服用。

功效：补血养心、健脾益肾。

适应证：由体弱多病、体质虚羸及心阴血亏、脾气虚弱而引起的心悸、失眠、盗汗、面黄肌瘦等。

备注：糖尿病患者不宜食用。

养血安神酒

原料：龙眼肉 120 克,当归 15 克,优质白酒 750 克。

制法：将前两味切碎,放入纱布袋内,扎紧袋口,放入酒坛内,倒入白酒密封,浸泡 10～15 天,即可服用。

服用：每日 2 次,每次服 20 毫升。

功效：养血滋补、安眠宁神、活血润肤。

适应证：年老体弱、阴血不足、心悸心慌、健忘失眠、面色萎黄、色素沉着、皮肤干枯等。

备注：本酒服完后,可以用白酒再浸泡1次。

龙眼滋补蜜膏

原料：龙眼肉120克,党参250克,沙参125克,蜂蜜适量。

制法：(1) 将党参、沙参切成小段,用温水浸泡发透后,与龙眼肉一起放入锅内,3次水煎取汁,每次煎煮30分钟,合并3次煎汁,备用。

　　　　(2) 将3次合并的煎汁倒入锅内,先用大火煮沸后,改用小火熬成稠膏状,加入等量蜂蜜调匀,再煮沸片刻,待温热后,贮瓶备用。

服用：每日3次,每次1~2匙,用开水调服。

功效：大补元气,健身提神,利咽润燥。常服健身延年。

适应证：年老体弱,病后体虚,干咳少痰,声音嘶哑,津少烦渴,消瘦神怠等。

备注：糖尿病患者不宜食用。

龙眼康复食疗妙方

方一

适应证：失眠。

妙方：龙眼肉30克,红枣10枚。

服用：每日1剂,分2次一起生食。

功效：健脾、养心、安神。

方二

适应证：神经衰弱。

妙方：龙眼肉12克,胡桃肉50克。

服用：每日1剂,分2次一起生食。

功效：养心益肾、安神镇静。

方三

适应证：心悸怔忡、心律失常。

妙方：龙眼肉30克。

服用：每日 1 剂，分 2 次一起生食。

功效：补心安神、养血益气。

方四

适应证：贫血体弱。

妙方：龙眼肉 10 克，花生米 12 克（连红衣）。

用法：将上物放入锅内，倒入 2 碗清水，煎至 1 碗，即可服用。

服用：每日 1 剂，2 次水煎服，连服 5 天。

功效：补气血、增元气、强机体。

方五

适应证：脾虚泄泻。

妙方：龙眼干 15 枚，生姜 3 片。

用法：将上物放入锅内，倒入 2 碗清水，煎至 1 碗，即可服用。

服用：每日 1 剂，2 次水煎服。

功效：健脾开胃、温中止泻。

方六

适应证：妇女崩漏、贫血、血小板减少等。

妙方：龙眼肉 30 克，红枣 15 枚。

用法：将上物放入锅内，倒入 2 碗清水，煎至 1 碗，即可服用。

服用：每日 1 剂，2 次水煎服。

功效：补虚益肾、养血止血。

莲子 ——补肾固精、养心安神

话 说 莲 子

莲子又称莲实、藕实等，为睡莲科植物莲的种子。莲子原产于我国，生于池塘、水泽、湖沼或水田内，野生或栽培。现在我国大部分地区都有分布，一般生长于南方各省，尤以洞庭湖产的莲子闻名中外。

莲子为多年生水生草本植物，根茎肥大，中有孔洞，横生于湖泥之中。节上生叶，叶片圆形挺出水面；叶柄绿色圆柱形。夏季开粉红色花，花大，花单生于花梗顶端。果椭圆形，生于莲蓬之中。花期6～8月，果期8～10月。秋季果实成熟时，剪下莲蓬，剥出果实，趁鲜嫩时用快刀划开，剥去壳皮，晒干备用。

【历史概述】

莲子是我国古老的农作物之一，至少有3 000多年的种植历史。历代被钦定为皇家贡品。

近几年，我国在河南郑州大河村新石器时代遗址处，发现了两枚莲子，据考古学家鉴定，已有5 000年之久。

莲子的生命力很强，古书云："石莲坚刚，可历永久"，"此物居山海间，经百年不坏"，"雁食之，粪于田野山岩之中，不逢阴雨，经久不坏。"

我国大连市北部的普兰店，有一片洼地，挖1～2尺深后，发现了古代的莲子。据考古学家鉴定为唐代中期的遗物，至少有1 200多年，经发芽栽培试验，在1953年居然开出了荷花。

1965年，我国武汉植物研究所将大连普兰店出土的莲子与日本千叶县发掘出的有2 000年历史的古莲进行杂交，培育出了新品种"中日友谊莲"。

1994年7月，莲子搭载我国返回式卫星绕地球238圈，通过子莲种子空间诱变遗传变异试验培育而成为"太空莲"，栽培出莲子中珍品，粒大而圆润，色白如凝脂，炖之易酥而不散，汤色清而食之香，深受欧美、日本等消费者的欢迎。

【诗文欣赏】

我国是莲子的故乡,历来为人们所喜食。古代文人墨客吟的"莲"诗句不少。

《汉乐府》中"采莲南塘秋,莲花过人头。低头弄莲子,莲子清如水"的诗句生动描绘了当时采莲的景象。

宋代诗人杨万里一首咏《莲》诗曰:"城中担上卖莲房,未抵西湖泛野航。旋折荷花剥莲子,露为风味月为香。"杨万里写出了买莲、剥莲、食莲的场景。

清代思想家王夫之《水龙吟·莲子》云:"十外明珠难买,空望眼悬愁碧海。露冷昆明,霜凋玉井,兰舟罢采。自抱冰魄,海枯石烂,千年不坏。莫抛掷一点孤心,苦留得秋容在。"王夫之借莲子来抒发自己的感情。

清代文人孙芳祖《莲房》:"人爱榴房红,依爱莲房绿。翻风作房老,绿珠胜红玉。"表达了诗人爱莲、赏莲的赞美之情。

【烹饪简介】

莲子是一种众所公认的高雅食品,可鲜食,也可制成糖莲子、蜜饯莲等。

在许多美味佳肴中,有一道甜美诱人的甜食,要数"莲茸奶羹",它就是以莲子为主料制成的美味小吃,具有香、甜、鲜美的特点,也是宴请亲朋好友的名甜点,能为整个宴席增添不少欢愉惬意的气氛。

用鲜莲子炒鸡丁或肉丁是一道颇受欢迎的菜肴,色、香、味俱佳。节假日为家人烹饪一盆这道美味佳肴,定会给全家增添不少的生活乐趣。

夏日里的"冰镇莲子""冰糖莲子""莲子百合粥"等小吃,制作简便,爽口味美,为更多的人所喜食。

莲子皮薄如纸,难剥又费时。如先将莲子洗一下,然后放入开水中,加入少许食碱拌匀稍闷片刻,倒入淘米箩内,用力揉搓几下,即可很快去除莲子薄皮。

选购小窍门

选购莲子,以粒大饱满,洁白圆润,质地细腻,清香鲜甜为佳品。

【营养价值】

莲子营养丰富,含有蛋白质、脂肪、钙、磷、铁、多种维生素等人体所需的物质,具有较高的营养价值。

莲子中铁的含量非常丰富,每 100 克高达 64 毫克,铁元素是血红蛋白、肌红蛋白、细胞色素等的组成成分之一,具有治疗贫血、减轻疲劳的作用。

每 100 克莲子中所含的磷也高达 285 毫克,磷元素除了是构成牙齿、骨骼的成分之外,还是细胞核蛋白与许多酶的主要成分,可以帮助机体进行蛋白质、脂肪、糖类三大代谢和维持酸碱平衡。

莲子中含有的钾为所有的动、植物食品之首,每 100 克含 2 057 毫克,人体中 98％的钾元素存在于细胞内液,2％存在于细胞外液中。钾元素能依靠氮的同化作用,有效地利用蛋白质修复机体中被损伤的细胞组织;可激活多种生物酶的活性,帮助细胞代谢,通过肾排除体内代谢有害废物;使葡萄糖转化为动物淀粉储入肝中;能与钠互相协调,调节体液的平衡,使体液保持适当碱性。钾对维持肌肉的兴奋性、心跳规律和各种代谢有重要作用。

人体一旦钾元素含量不足,尤其血液钾浓度的微小变化就会对心脏功能有极大的影响,会促使钠聚集于心肌,从而减小心脏推动血液循环的动力,出现疲劳、心情烦躁、食欲不振、肌肉无力、萎缩等症状。因而,常吃莲子是补充钾的最好途径。

【文献记载】

我国历代医学家把莲子视为治病的良药,并根据临床实践对其药用价值进行了研究与论述,现选录如下。

我国现存最早的一部药学专著《神农本草经》载,莲子"主补中、养神、益气力"。

唐代医学家孟诜在的其编撰的《食疗本草》中曰,莲子"主五脏不足,伤中气绝,利益十二经脉血气"。

明代著名药物学家李时珍在其所著的《本草纲目》中言,莲子"交心肾,厚肠胃,固精气,强筋骨,补虚损,利耳目,除寒湿,止脾泄久痢,赤白浊,女人带下崩中诸血病"。

清代医学家汪昂在其编撰的《本草备要》中云,莲子"清心除烦,开胃进食,专治噤口痢、淋浊诸证"。

清代医学家王士雄在其编撰的《随息居饮食谱》中谓，莲心"敛液止汗，清热养神，止血固精"。

清代医学家吴瑭在其编撰的《温病条辨》中曰，莲心"由心走肾，能使心火下通于肾，又回环上升，能使肾水上潮于心"。

我国古代重要的药物学专著《日华子本草》中称，莲子："益气，止渴，助心，止痢。治腰痛，泄精。"

我国古代重要的药物学专著《本草再新》中称，莲心："清心火，平肝火，泻脾火，降肺火。消暑除烦，生津止渴，治目红肿。"

我国古代重要的药物学专著《医林纂要》中载："莲子，去心连皮生嚼，最益人，能除烦、止渴、涩精、和血、止梦遗、调寒热。煮食仅治脾泄、久痢、厚肠胃，而交心肾之功减矣。更去皮，则无涩味，其功止于补脾而已。"

【适宜应用】

中医学认为，莲子性平涩、味甘，入心、脾、肾经，具有补肾固精、养心安神、健脾益胃、补虚损、强筋骨等功效，适应心烦口渴、心悸不安、失眠多梦、健忘、耳目不聪、脾虚泄泻、久痢、腰痛脚弱、肾虚遗精、尿频、小便淋浊、妇女带下等病症。

中医学认为，莲心性寒、味苦，入心、肺、肾经，具有清心火、平肝火、养心神等功效，适应惊悸、心神不宁、神昏谵语、烦躁不眠、眩晕、吐血、遗精等病症。

古人认为常食莲子，百病可祛，因它"享清芳之气，得稼穑之味，乃脾之果也"。

现代医学研究发现，莲子可防治失眠、高血压、慢性腹泻、癌症等病症。

现代医学研究发现，莲心有降低血压、抗心律失常、抗血小板聚集、松弛平滑肌等作用。

温馨提醒

莲子因性涩，故凡腹满痞胀，大便秘结者及患外感病前后不宜食用。莲子颜色变黄、发霉者不可食用，以免引起食物中毒。

优质莲子一煮即酥，故与其他食材一起烹饪时要稍后放入为宜，也不宜用清水多浸泡，以免不宜煮酥。

莲子的食疗功效

近几十年来，国内外有关专家运用现代科学技术对莲子进行了各方面的研究，对其药理研究结果概述如下。

莲子有健脑助眠的功效

据现代药理学研究表明，莲子所含有的生物碱、黄酮类等物质，为大脑细胞提供不可缺少的营养物质，还可使位于脑干部位的自律神经安宁，具有健脑助眠的功效。

我国历代医学家认为，莲子有养心安神的功效，可治疗心悸不安、失眠多梦、健忘等病症。由此可见，脑力劳动者经常食用，可以健脑益智，增强记忆力，提高工作效率；中老年人经常适量食用莲子不仅能增强记忆力，还可预防老年痴呆症的发生。

莲子是防治肾虚遗精、尿频的良药

莲子的特点是既能补，又能固，也就是说莲子既能补肾，又能固精止遗，是防治肾虚遗精、尿频的良药。此外，莲子所含有的生物碱能平抑性欲、固精止遗的作用。因而，肾虚梦多遗精或滑精频繁者常服莲子对防治疾病大有益处。

我国历代皇室认为莲子是很好的滋补品，也是老少皆宜的滋补品，更是久病体虚、产后体弱、老年多病等虚弱者常用的进补康复佳品。

据现代药理学研究表明，莲子所含有的维生素、矿物质等营养素，能为人体提供不可缺少的营养物质，也是其滋补功效的所在。

莲子有防癌、抗癌的功效

据现代药理学研究表明，莲子所含有的氧化黄心树宁碱对癌细胞有抑制作用，尤其对鼻咽癌的抑制作用更为明显。因而，中老年人经常适量食用莲子有防癌抗癌的功效。

莲心有强心安神、平肝降压的功效

据现代药理学研究表明，莲心所含有的生物碱有抗心律不齐的作用，有显著的强心安神的作用。

另经有关药理学研究表明,莲心所含有的非结晶形生物碱 N-9 有降低血压作用。经有关动物实验证明,可使原血压水平降低 50%,维持 2～3 小时。有关专家认为,其作用机制主要与释放组胺,使外周血管扩张有关,其次与神经因素有关。

由此可见,高血压患者经常适量食用莲心茶有强心安神、平肝降压的功效。

莲子营养保健养生美食

鲜莲山药蜜

原料:新鲜莲子 200 克,新鲜山药 200 克。

调料:蜂蜜适量。

制法:(1)将莲子洗净去皮,用牙签除去莲心;山药洗净,去皮,切成小丁;备用。

(2)把山药丁、莲子肉放入盘内,加入蜂蜜拌匀调好口味,即可食用。

特点:清脆甘甜。

功效:健脾胃、补肾精、抗衰老。

适应证:食欲不振、肾虚遗精、未老先衰、面色憔悴等。

备注:本凉拌菜要现做现吃,以免变质腐败。糖尿病患者不宜食用。

莲子黑枣汤

原料:莲子 30 克,黑枣 16 枚,黑豆、浮小麦各 25 克。

调料:冰糖 30 克。

制法:先将黑豆、浮小麦用水煮至熟透,用纱布过滤除渣取汁,再取汤汁煮黑枣、莲子至熟软,加入冰糖煮至溶化后,即可服用。

特点:香甜可口。

服用:每日 1 剂,临睡前服食。

功效:健脑安神、养心益肾。

适应证:神经衰弱、心烦失眠、神疲乏力、焦虑健忘等。

备注:糖尿病患者不宜食用。

莲子山药饮

原料：莲子肉 15 克，淮山药 30 克。

制法：将莲子肉洗净，与淮山药一起放入锅内，倒入适量清水，用文火煮沸 25
　　　分钟，即可服用。

服用：每日 1 剂，2 次水煎，当茶饮服。

功效：补肾固本、除湿止带。

适应证：白带增多、肾虚腰膝酸痛等。

莲子银耳羹

原料：莲子、百合各 50 克，水发银耳 100 克。

调料：冰糖 30 克，水淀粉适量。

制法：莲子、百合、银耳洗净。先把银耳放入锅内，倒入适量清水，用文火煮至
　　　九成熟，再放入莲子、百合煮沸至熟软，加入冰糖调味，用水淀粉勾芡，
　　　即可服用。

特点：清香滑酥、甜美可口。

服用：每日 1 剂，分 2 次服用。

功效：滋阴补肾、清火安神、健脑抗衰。

适应证：神经衰弱、心烦失眠、焦虑健忘、阴虚内热、肾虚尿频、阴虚遗精等。

备注：糖尿病患者不宜食用。

莲枣枸杞汤

原料：莲子肉 15 克，枸杞 30 克，红枣 12 枚。

调料：红糖适量。

制法：将莲子肉、红枣洗净，与枸杞一起放入锅内，倒入适量清水，先用大火煮
　　　沸后，改用小火煮至熟酥，加入红糖，再煮片刻，即可食用。

特点：汤色红润、香甜酥软。

服用：每日 1 剂，分 2 次当点心服食。

功效：滋阴补肾、养精补血。

适应证：肾阴虚血不足、阳痿遗精、小便频数、腰膝酸软等。

备注：糖尿病患者不宜食用。

莲子滋补酒

原料：莲子 50 克,茯苓 18 克,益智仁 18 克,甘草 9 克,冰糖 200 克,优质白酒 1 000克。

制法：将以上各味均捣碎或切片,纳入纱布袋内,扎紧袋口,放入酒坛内,倒入白酒密封浸泡 30 天后,即可服用,储久更佳。

服用：每日 1 次,于晚餐后或睡前服用,每次服 15～20 毫升。

功效：补肾固涩、抗衰回春、复活性活力。

适应证：肾虚遗精、心悸不安、失眠多梦、脾虚泄泻、食欲不振等。

备注：糖尿病患者不宜食用。

莲子康复食疗妙方

方一

适应证：心悸不眠、心烦口干、心阴不足、病后余热未尽等。

妙方：带心莲子、百合各 30 克,麦门冬 12 克。

用法：将上物放入锅内,倒入 2 碗清水,煎至 1 碗,即可服用。

服用：每日 1 剂,2 次水煎服,最后食莲子、百合。

功效：滋阴清热、养心安神。

方二

适应证：失眠。

妙方：莲子 30 克,百合 15 克,五味子 10 克。

用法：将上物放入锅内,倒入 2 碗清水,煎至 1 碗,即可服用。

服用：每日 1 剂,2 次水煎服,最后食莲子、百合。

功效：清热、养心、安神。

方三

适应证：高血压。

妙方：莲子心 1.5 克,杭菊 6 克。

用法：将莲子心、杭菊放入保温杯内,倒入沸水,加盖焖泡 10 分钟,即可。

服用：每日 1 剂,多次当茶饮用。

功效：清热宁心、镇静降压。

方四

适应证：肾阴虚遗精。

妙方：生莲子 30 克,生牡蛎 30 克(先煎),生龙骨 30 克(先煎),生芡实 30 克,
　　　知母、麦冬各 18 克,五味子 9 克。

用法：将上物放入锅内,倒入 3 碗清水,煎至 1 碗,即可服用。

服用：每日 1 剂,3 次水煎服,连服 5～7 天。

功效：滋阴固精、降火止涩。

方五

适应证：妇女月经过多、崩漏不止、带下等。

妙方：莲子肉 30 克,茶叶 5 克,冰糖 20 克。

用法：先将莲子肉用温水浸泡半天后,放入碗内,加入冰糖一起隔水炖至熟
　　　酥,每次取 2.5 克茶叶放入杯内,倒入沸水浸泡 5 分钟,取茶叶水与一半
　　　的莲子肉冰糖一起拌匀,即可服用。

服用：每日 1 剂,分 2 次饮服,最后食莲子肉。

功效：益肾理气、调经止血。

方六

适应证：妇女更年期综合征。

妙方：莲子肉、百合各 20 克,炒熟黄豆 60 克,丹皮 30 克。

用法：将上物焙干,研为细末,储瓶备用。

服用：每日 2 次,每次 6 克,用温黄酒送服。

功效：清热益肾、养心安神。

百合 ——滋阴清热、补中安神

话 说 百 合

百合又称蒜脑薯、中蓬花等，为百合科植物百合的鳞茎，原产于我国、日本、朝鲜等亚洲东部的温带地区。百合在我国分布甚广，主产为陕西、甘肃、山东、四川、贵州、云南、河北、河南、湖北、湖南、江苏、安徽、浙江、江西、广东等地区。百合品种甚多，有食用价值的仅为卷丹百合、小卷百合、山丹百合、天香百合和白花百合等几种。

百合为多年生草本植物，茎直立，叶互生，叶片呈披针形至椭圆状。花、果期6～9月，花生于茎秆顶端，单生或三朵丛生，多为白色喇叭形。花冠较大，花筒较长。因茎秆纤细，花朵大，开放时常下垂。果实为蒴果。于移栽第2年，9～10月茎叶枯萎后采挖鳞茎，鲜用，或将鳞片分开，用开水烫一下，迅速捞起，薄摊晒干备用。

【历史概述】

我国很早就栽培百合了，古书《尔雅》中就有百合的记载。

百合自古以来被作为吉祥之物，因其名有"百年好合""百事合意"之意，故常被人们当作和睦的象征。过去民间每逢喜庆佳节，常将百合作为礼品互相馈赠。

至今，江南城乡人民还经常把百合做成"百合如意糕""百合糯米粥"等点心，款待客人。遇到老人寿诞、全家团聚、儿女结婚时，总忘不了带上百合之类的食品，以示庆贺百事如意。

近百年来，新婚夫妻在举行婚礼时亲朋好友都要向新郎、新娘敬献百合花，衷心祝愿他们"相亲相爱、百年好合"。除了对新婚夫妻的祝福之外，这百合花姿容秀美，有色有香，为婚宴增添不少欢乐氛围。

【烹饪简介】

百合肉质细腻,色泽洁白,清香软糯,甜中微苦,可做菜、煮食、做汤,咸甜皆宜。

现在用鲜百合烹饪菜肴花式多样,如"百合炒西芹",绿白相映,清香脆爽;"百合炒白果"雪白嫩绿,香爽清淡;"百合炒香菇",郁香味美,风味隽永;这些均为宴席上的佳肴,也健康素食的最佳菜谱。

夏令时节煮上"百合莲子汤""百合绿豆汤""百合银耳羹"等,均是消暑补益的佳品。

近年来,百合干超市、食品店也有出售。食用前先用冷水浸泡1～2小时,待泡软后撕去外膜,洗净后即可煮食了。如把百合晒干后磨成细粉,制成各种甜食小吃,风味也不错。

选购小窍门

选购百合干,以干脆、质白、瓣厚、无斑点及焦头的为佳品。如闻有酸味就是不法商贩用硫黄熏制的百合干,食用后会引起食物中毒,千万不要购买。

【营养价值】

百合营养较为丰富,据测定,每100克鲜百合含有蛋白质4.1克,脂肪0.6克,淀粉19.8克,糖9.8克,钾0.66克,还有磷、铁、镁、锌、钙、硒、果胶、多种维生素、多种生物碱和百合苷等成分。

百合所富含的磷是人体构成细胞核蛋白的主要成分,又是各种酶的组成物质,对维持血液中的酸碱平衡有着重要的作用。

百合所富含的多糖能促进增强有丝分裂反应,提高人体免疫力作用。

百合所含有的秋水仙碱能抑制癌细胞的增殖,具有抗癌作用,对多种癌症均有一定的疗效,对肿瘤患者是一种较为理想的康复食品。

百合所含有的糖苷、百合苷、多种生物碱,这些物质能综合作用于人体,是中老年人清补、滋阴、抗衰的养生食品,也是肺结核、体虚肺弱、病后体虚、神经衰弱、睡眠不宁、妇女更年期综合征等患者的康复佳品。

【文献记载】

我国历代医学家把百合视为治病的良药,并根据临床实践对其药用价值进行了研究与论述,现选录如下。

我国现存最早的一部药学专著《神农本草经》载,百合"主邪气腹胀、心痛。利大小便,补中益气"。

南北朝医学家陶弘景在其所撰的《名医别录》中曰,百合"除浮肿胪胀,痞满,寒热,通身疼痛,及乳难,喉痹,止涕泪"。

唐代医学家甄权在其所撰的《药性论》中言,百合"除心下急、满、痛,治脚气,热咳逆"。

清代医学家芮长恤在其所撰的《纲目拾遗》中云,百合"清痰火,补虚损"。

我国古代重要的药物学专著《日华子本草》中称,百合"安心,定胆,益志,养五脏。治癫邪啼泣,狂叫,惊悸,杀蛊毒气,燨乳痈、发背及诸疮肿,并治产后血狂运"。

《上海常用中草药》中记载,百合"治肺热咳嗽,干咳久咳,热病后虚热,烦躁不安"。

【适宜应用】

中医学认为,百合性凉、味甘微苦,入心、肺经,具有滋阴清热、润肺止咳、清心安神、补中益气、补脑抗衰之功效,适应阴虚久咳、咽痛失声、肺热喘咳、痰中带血、支气管炎、虚烦惊悸、失眠多梦、精神恍惚、心神不安、病后内热、痈肿、湿疮等病症。

中医学认为,百合子有清热止血作用,可治肠风下积压;百合珠芽和百合花有宁心安神、清热润肺的功能,可治眩晕。

现代医学研究发现,百合可防治支气管炎、神经衰弱、糖尿病、心血管疾患、失眠、癌症等病症。

另据研究发现,百合还有止血、抗溃疡、抗痛风的作用。

温馨提醒

因百合性凉,虽能补气,亦伤肺气,故风寒咳嗽、脾虚便溏、虚寒出血者不宜多食。

百合的食疗功效

近几十年来,国内外有关专家运用现代科学技术对百合进行了各方面的研究,对其药理研究结果概述如下。

百合有养颜美容的功用

据现代药理学研究表明,百合所富含多种维生素与黏液质,促进皮肤细胞新陈代谢,润泽皮肤,增强皮肤的弹性和光泽,防止肌肤干燥、粗糙,推迟皱纹的出现。因而,经常适量食用百合对延缓肌肤老化大有益处,有良好的养颜美容的功用。

百合是祛痰、止咳、平喘的良药

据有关动物实验证明,百合水提液给小鼠灌胃,可使酚红排出量显著增加,有显著的祛痰作用;百合水煎剂对氢氧化铵溶液引起的小鼠咳嗽实验证明,有明显的镇咳作用;小白鼠肺灌流使流量增加;并能对抗组胺引起的蟾蜍哮喘,有明显的平喘作用。

这些动物实验证实了,我国历代医学家认为百合有润肺止咳的作用,治疗阴虚久咳、肺热喘咳、痰中带血、支气管炎有良好的疗效。

由此可见,肺燥或肺热咳嗽等患者经常适量食用百合对疾病康复大有益处。

百合有镇静作用,治失眠、神经衰弱有良效

据有关动物实验证明,用百合喂食小鼠,具有显著地增加戊巴比妥钠睡眠时间及阈下剂量的睡眠率,提示有明显的镇静作用。

据有关医生临床观察,曾用百合等中药治疗失眠症 20 例,午睡及晚睡前 1 小时分服,每日 1 剂,获得良好疗效。

由此可见,虚烦惊悸、失眠多梦、精神恍惚、心神不安、神经衰弱等患者经常适量食用百合对疾病康复大有益处。

百合有防癌抗癌的功效

据现代药理学研究表明,百合所富含的多糖、秋水仙碱等多种生物碱,能

促进和增强单核细胞系统和吞噬功能,提高人体免疫能力,能抑制癌细胞的增殖,具有抗癌作用,对多种癌症均有一定的疗效,并能升高血细胞,对白细胞减少症有预防作用,对化疗及放射性治疗后细胞减少症也有治疗作用。

因此,癌症化疗、放疗,术后防癌细胞转移等患者经常适量食用百合对疾病康复大有裨益。

百合营养保健养生美食

百合炒西芹

原料:新鲜百合100克,西芹200克,黄豆芽鲜汤30克。

调料:豆油20克,精盐、味精各适量,白糖3克,香油、水淀粉各少许。

制法:(1) 将百合剥瓣、洗净,用沸水焯一下,捞出投入清水中浸泡至冷后,取出沥干;西芹洗净,切成小段;备用。

(2) 把炒锅置于火上,倒入豆油,待油温六成热时,放入西芹段煸炒几下片,放入百合翻炒均匀,加入白糖、黄豆芽鲜汤,盖上锅盖用大火烧沸后,加入精盐、味精炒几下调好口味,用水淀粉勾芡,淋上香油,即可起锅食用。

特点:绿白清雅、香嫩爽口。

功效:清热解毒、滋阴抗癌。

适应证:阴虚内热、口舌生疮、口腔溃疡、便秘、肥胖症、糖尿病、高血压、癌症等。

百合炖蜂蜜

原料:新鲜百合80克。

调料:蜂蜜25克。

制法:将百合剥瓣、洗净,用清水浸泡片刻,捞出放入碗内,加入蜂蜜,隔水蒸40～50分钟,即可服用。

特点:清香甜美。

服用:每日1剂,分2次食服。

功效:清热解毒、润肺祛痰。

适应证:肺结核久咳、咳浓痰、低热烦闷等。

备注：糖尿病患者不宜食用。

百合安神汤

原料：百合 30 克,莲子肉 25 克,红枣 18 枚。

调料：红糖适量。

制法：将百合、莲子肉、红枣放入锅内,倒入适量清水浸泡 15 分钟。先用大火煮沸后,再改用小火煮 30 分钟,加入红糖,即可服用。

特点：清香、酥软、甜美。

服用：每日 1 剂,分 2 次食服。

功效：清热滋阴、安神镇静、调和营卫。

适应证：妇女更年期综合征、心烦失眠、神疲乏力、腰膝酸软等症。

百合滋阴汤

原料：百合干 35 克,青梅 50 克。

调料：冰糖 30 克。

制法：将百合洗净,用温开水浸泡 1 小时,青梅洗净、切碎,一起放入锅内,倒入适量清水。先用大火煮沸后,再改用文火煮至熟酥,加入冰糖溶化后,即可服用。

特点：绿白相映、甜中带酸。

服用：每日 1 剂,分 2 次温服。

功效：滋阴清心、安神润肺。

适应证：阴虚内热、虚热烦忧、卧寐不安、神志不宁、烦闷惊悸等。

备注：糖尿病患者不宜食用。

百合补肾汤

原料：鲜百合 60 克,芡实 50 克,红枣 15 枚。

调料：蜂蜜适量。

制法：将百合、芡实、红枣洗净,放入锅内,倒入适量清水,先用大火煮沸后,再改用小火煮至熟软,服前加入蜂蜜。

特点：清香甜美。

服用：每日 1 剂,分 2 次温服。

功效：滋阴健脾、补肾固精。

适应证：肾虚阴亏、遗精、遗尿、气虚乏力。

备注：糖尿病患者不宜食用。

百合排毒汤

原料：新鲜百合 30 克,绿豆 50 克,杏仁 6 克。

调料：蜂蜜适量。

制法：将绿豆洗净,用温水浸泡 4 小时,百合洗净,杏仁去皮尖、洗净,一起放入
　　　大锅内,倒入适量清水。先用大火煮沸后,再改用小火煮至熟烂,调入
　　　蜂蜜,即可服用。

特点：清香酥甜,润肺佳品。

服用：每日 1 剂,分 2 次服食,食前拌入蜂蜜调味。

功效：润肺利湿、止咳祛痰。

适应证：肺燥而湿痰内阻、气不化津而引起的咳嗽、痰多、口干、喘息、小便不
　　　利等。

备注：糖尿病患者不宜食用。

百合康复食疗妙方

方一

适应证：失眠。

妙方：百合 30 克,芹菜根 60 克。

用法：将上药放入锅内,倒入 2 碗清水,煎至 1 碗,即可服用。

服用：每日 1 剂,2 次水煎服。

功效：清热、养心、安神。

方二

适应证：慢性咽喉炎经常复发,咽喉干痒,虚火内热等。

妙方：百合 15 克,香蕉 2 个,冰糖适量。

用法：将百合洗净,香蕉去皮、切成小段,与冰糖一起放入碗内,隔水蒸至熟
　　　软,即可。

服用：每日 1 剂,分 2 次食用。

功效：清热解毒、消炎利咽。

方三

适应证：哮喘。

妙方：百合30克,莲子15克,水发银耳、水发黑木耳各30克,大枣10枚,冰糖适量。

用法：将前五味药洗净,放入锅内,加入适量清水,先用大火煮沸后,改用小火煮至熟软,加入冰糖拌匀再煮片刻,备用。

服用：每日1剂,分2次温服。

功效：清肺排毒、利窍平喘。

方四

适应证：妊娠烦躁。

妙方：百合25克,鸡蛋1个。

用法：将百合、鸡蛋洗净,放入锅内,倒入清水煎至熟软,即可。

服用：每日1剂,喝汤食蛋。

功效：清心除烦。

方五

适应证：小儿暑季饮食下降、食欲不振、体重减轻、口渴少尿。

妙方：百合20克,鲜冬瓜150克,白糖适量。

用法：冬瓜切片,与百合同入锅,加水适量,大火煮沸,改小火煮至冬瓜烂时,加入白糖。

服用：每日1剂,分多次服完,喝汤吃冬瓜及百合。

功效：清热解毒、润肺消暑。

方六

适应证：百日咳。

妙方：百合30克,红糖15克。

用法：将上物放入锅内,倒入3碗清水,煎至2碗,即可服用。

服用：每日1剂,分2次温服。

功效：清热解毒、润肺止咳。

花生 ——健脾养胃、润肺化痰

话 说 花 生

花生又称长生果、落花生，为豆科植物落花生的果实。花生原产于我国和南美，现全国各地均有花生种植，主产地区为山东、辽宁、河北、河南、江苏、福建、广东、广西、四川等地区，其中山东省种植面积约占全国的四分之一。

花生为一年生草本植物，茎直立或匍匐，叶互生偶数羽状复叶，高 30～70 厘米。花期 6～7 月，花蝶形，橙黄色。子房受粉后，伸长至地下生长，达到一定深度后，子房开始向水平方向生长发育而形成荚果。果期 9～10 月，果壳革质、坚硬，有网络状脉纹，呈长椭圆形。秋末采挖荚果，除去杂质，晒干备用。我国主要种植的花生品种有多粒型、普通型、珍珠型、蜂腰型四大类型，种皮有白、红、粉红、红褐、紫色等不同颜色。

【历史概述】

我国是花生的原产地之一。有关花生的记载始见于元末明初贾铭的《饮食须知》一书，其后有不少书籍不但记载了花生的地理分布，且有生物学特性等内容。由此可见，我国有关花生的文献记载早于欧洲 100 多年。

1958 年，在浙江省吴兴钱山漾原始社会遗址，首先掘得了两粒完全炭化的花生种子。1961 年在江西省修水县地区原始社会遗址，再次掘出 4 粒完全炭化的花生种子。这些出土实物，形态清楚，清晰可辨，证明我国在新石器时代末期就已有花生，并直接地与人类生活发生了联系。

1492 年，哥伦布发现美洲大陆后，揭开了世界种植花生的新历史，一些早期的航海家把花生种带到西班牙。西班牙的《西印度自然通史》是欧洲最早记载花生的文献。由于花生有优良的食用价值和药用价值，它迅速地传遍现欧洲、非洲、亚洲各大洲。

现在，世界种植花生的国家有 100 多个，亚洲最为普遍，其次为非洲，作为商品种植的仅有的 10 多个国家,其中主要出产大国以中国和印度的种植面积最大和生产量最高而著名。

【烹饪简介】

花生是人们喜食的一种干果,可炒、煮、油氽当作蔬菜,也可加工成糖果、糕点当作零食。还可榨油、药用等。

宁波人喜欢用咸菜卤烤花生,味道鲜美无比。用食油氽花生米,香脆可口,是一道绝妙的下酒菜。

中国名菜"宫爆肉丁",其中的主要配料就是花生仁,也不能用其他食材代替,缺少了它,这道菜无法烹饪,也就是因为这道菜中配上了花生仁,才使这菜肴香鲜味美,独具风味。

花生最简单、最营养的烹饪方法,就是用清水焖、煮、炖,这样既可避免营养成分不被高温所破坏,又能煮至熟烂,口感润滑,不温不火,容易消化吸收,老少皆宜。如厦门特色小吃"花生甜汤",把花生煮至酥烂,入口即化,清香甜美,营养丰富;如花生连红衣与红枣一起焖煮,既可补虚养生,又能止血保健,最适合身体虚弱的出血患者食用。

【营养价值】

花生营养价值比一般粮食高,含有蛋白质、脂肪、矿物质及多种维生素等营养成分,花生的产热量高于肉类,比牛奶高 20%,比鸡蛋高 40%,故有"素中之荤"的美称。

花生中所含的蛋白质除大豆之外,没有一种粮食能与其相比,其蛋白质含量相当于大米的 3 倍,玉米的 2.5 倍,小麦的 2 倍。花生所含的是优质蛋白质,组成蛋白质的氨基酸为人体内不能合成的 8 种氨基酸,很容易被人体所吸收,吸收率达 90% 左右,故有"植物肉"的美称。

花生中所含的脂肪高达 50%,是大豆的 2 倍多,比油菜籽高 20% 以上。花生所含的脂肪为不饱和脂肪酸,可使人体肝内胆固醇分解为胆汁酸,并使其排泄能力增强,从而可降低胆固醇,对预防中老年人动脉硬化和心血管疾病有积极的作用。

花生中所含钙元素极高,钙是构成人体骨骼的主要成分,故少年儿童经常适量食用花生能促进人体的发育生长。

花生中还含有维生素 E,是维持机体正常生理功能和延长细胞寿命及胚胎发育的重要物质,故经常适量食用花生可以延缓衰老、细腻肌肤、有利生育,也是中老年人滋养补益,延年益寿的食品,所以民间又称花生为"长生果"。

【文献记载】

我国历代医学家把花生视为治病的良药,并根据临床实践对其药用价值进行了研究与论述,现选录如下。

明代医学家兰茂在其编撰的《滇南本草》中称,花生"盐水煮食治肺痨,炒用燥火行血,治一切腹内冷积肚疼"。他注释的《滇南本草图说》中说,花生"补中益气,盐水煮食养肺"。

清代药物学家赵学敏在其编撰的《纲目拾遗》中云,花生"多食治反胃"。

清代医学家汪昂在编撰的《本草备要》中曰,花生"补脾润肺"。

我国古代重要的药物学专著《药性考》载,花生"生研用下痰,炒熟用开胃醒脾,滑肠,干咳者宜餐之,滋燥润火"。

【适宜应用】

中医学认为,花生性平,味甘,入脾、肺经,具有健脾养胃、滋养调气、润肺化痰、清咽止咳等功效,适应营养不良、食少体弱、肺燥咳嗽、咳嗽痰喘、脾胃失调、反胃不舒、乳汁缺乏、咯血、齿衄、鼻衄(鼻出血)、皮肤紫斑、大便燥结、脚气等病症。

现代医学研究发现,花生可防治血友病、血小板减少性紫癜、心血管疾病、便秘等病症。

据有关医学研究证明,花生衣具有良好的止血作用,对血友病、血小板减少性紫癜等疾病有明显疗效。

另据研究发现,花生中含有一种生物活性物质白藜芦醇,可防治肿瘤类疾病。

温馨提醒

花生性燥,故凡内热上火、口舌生疮、鼻出血者不宜多食,其次花生含有大量脂肪,故高脂血症、胆囊疾患及脾弱便溏者,也少食为宜。花生最易受潮发霉,产生致癌性很强的黄曲霉素,故要妥善保存,经常检查,如发现霉变就不要食用了。

花生含有一种凝血因子，可增进血黏度，促进血栓形成，故凡跌打损伤、瘀血不散、血黏度高、脑血栓、心肌梗死等患者不宜食用；凡体寒湿滞、肠滑便泄者不宜服用；花生与黄瓜、螃蟹相克，不宜同食，以免引起腹泻。

据国外报道，花生可引起极其罕见的过敏症，在英国，每200个人之中就有一人对花生过敏。每年约有10个人因为对花生的过敏反应而死亡。近50年来，此类坚果所引发的过敏症在国外日益增多，英国专家已经发现花生在部分人群体内引起过敏反应的主要原因。

花生过敏症的主要症状：血压降低，脸部、喉咙部肿胀，这些都会阻碍呼吸，甚至于导致休克而死亡。这由花生所引起极其罕见的过敏症，应该引起大家密切的注意。

花生的食疗功效

近几十年来，国内外有关专家运用现代科学技术对花生进行了各方面的研究，对其药理研究结果概述如下。

花生有提高智力、增强记忆力的作用

现代药理研究发现，花生所富含的蛋白质中有10多种人体所需的氨基酸，其中赖氨酸可使儿童提高智力，谷氨酸和天冬氨酸可促进大脑细胞发育，增强记忆力的作用；花生所含的维生素E和锌元素，也有提高智力、增强记忆力的作用。

因此，经常适量食用花生对营养脑神经组织、增强记忆力有很好的保健作用，尤其对青少年、脑力劳动者及正在应付考试学生都大有益处。

常食花生有滋养补益、抗衰延年的功用

现代药理研究发现，花生所富含的赖氨酸、维生素E、儿茶素等营养物质，能增强细胞的抗氧化作用，能清除人体产生的自由基，有利于维持各种细胞膜的完整性，参加整体的某些细胞组织的多方面的代谢过程，保持细胞膜结合酶的活力和受体等作用，具有润泽肌肤、预防皱纹、防止过早衰老的作用。因而，经常适量食用花生有滋养补益、抗衰延年的功用。

花生是治疗肺燥久咳的良药

花生中所富含的不饱和脂肪酸,有润肺止咳的作用,可防治肺燥咳嗽、咳嗽痰喘、久咳气喘、咳痰带血等病症。据现代医学临床证实,曾用花生制剂治疗慢性气管炎治疗,获得良好的疗效。

花生衣具有良好的止血功效

现代药理研究发现,花生中含有维生素 K 等止血的药用成分,花生红衣的止血作用比花生高出 50 倍,能缩短凝血时间,对抗纤维蛋白的溶解,促进骨髓制造血小板的功能,对多种出血性疾病,不但有止血的作用,而且对人体造血功能有促进作用,对原发病有一定的治疗作用。

据现代医学临床证实,曾用花生衣制剂治疗内、儿、外、妇产科等出血症 285 例,80％以上病例都获得较为满意的止血疗效,尤其是对治疗血友病,肝病出血,手术后出血,原发性及继发性血小板减少性紫癜,胃、肠、肺、子宫等器官出血及癌症出血的止血效果更为明显。

花生有降低血脂、防止血管硬化的作用

现代药理研究发现,花生中所含的脂肪高达 50％,这些脂肪为不饱和脂肪酸,这种物质可使人体内胆固醇分解为胆汁酸排出体外,从而减少胆固醇在人体动脉壁上的沉积,有明显的降低血脂、防止血管硬化的作用,减少高胆固醇的发病机会。因而,花生被营养专家推荐为防治高脂血症、动脉粥样硬化、冠心病、高血压等疾病的保健食品。

花生营养保健养生美食

笋脯美味花生

原料:花生 500 克,嫩笋脯 100 克。

调料:白糖 50 克,酱油 25 克,茴香 5 克,精盐 5 克。

制法:(1) 将花生洗净,用水浸泡 2 小时;笋脯洗净,切成小丁;备用。

（2）把花生、笋脯丁、茴香放入锅内,加入适量清水,用文火煮至熟酥,加入白糖、酱油、精盐炒匀,再用小火焖至汁水收干,取出摊于竹筛上,晾干或烘干,储瓶备用,随吃随拿,十分方便。

特点：香鲜味佳、别具风味。

服用：每日抓 1 把，当零食吃。

功效：健脾和胃、润肺化痰。

适应证：肺燥咳嗽、咳嗽痰喘、皮肤紫斑、食少体弱、大便燥结、咯血、齿衄、鼻衄等。

椒盐花生

原料：花生 600 克。

调料：精盐 60 克，花椒少许。

制法：(1) 将花生洗净，放入沸水中焯一下，立即取出，沥干水分，再按每 600 克花生，放入 60 克精盐的比例，一起与花椒拌匀，腌渍一昼夜后，备用。

(2) 用大火将黄沙炒至烫热，倒入花生翻炒，炒至花生米的皮能轻易捻开时，即可取出，用筛子筛尽沙粒，待凉透后，储瓶备用，随吃随拿，十分方便。

特点：香咸酥脆、别具风味。

服用：每日抓 1 把，当零食吃。

功效：健脾和胃、滋养调气。

适应证：营养不良、食少体弱、脾胃失调、皮肤紫斑、大便燥结、脚气等。

糖酥花生

原料：花生 300 克，面粉 75 克，鸡蛋 3 个。

调料：精制豆油 250 克(实耗 75 克)，白糖 45 克。

制法：(1) 将花生择洗干净，放入碗内，打入鸡蛋用筷子抽打均匀，再撒入白糖拌匀，最后撒入面粉搅拌匀，备用。

(2) 把锅烧热后，倒入精制豆油，烧至三成热油刚温热时，用筷子将拌好的花生放入，放入时，裹糊的花生米粒，大小要均匀，用小火慢慢炸至色泽金黄酥脆熟，捞出沥油后，储瓶备用，随吃随拿，十分方便。

特点：色泽金黄、甜香酥脆。

服用：每日抓 1 把，当零食吃。

功效：健脾胃、润肺经、抗衰老。

适应证：食少体弱、肺燥咳嗽、脾胃失调、营养不良等。

备注：糖尿病患者不宜食用。

宫爆素三丁

原料：花生仁 100 克，五香豆腐干 2 块，青椒 1 只，茭白 100 克。

调料：豆油 35 克，鲜辣酱 1 小匙，酱油 20 克，白糖 15 克，精盐、味精各适量，红油少许。

制法：(1) 将花生仁去皮、洗净，用热油炸至熟香脆；五香豆腐干洗净，切成小丁；青椒去蒂籽洗净，切成小丁；茭白去壳洗净，切成小丁；备用。

　　　(2) 把锅烧热后，倒入豆油，待油温六成热时，放入鲜辣酱爆锅，倒入青椒丁、茭白丁、豆腐干丁爆炒片刻，加入酱油、白糖炒至熟香，加入精盐、味精，调好口味，倒入炸过的花生翻炒几下，淋上红油，即可。

特点：香脆味鲜、别具风味。

服用：可供 3 人食用。

功效：补虚损、健脾胃、抗衰老。

适应证：营养不良、食少体弱、心血管疾病等病症。

花生赤豆粥

原料：花生、赤豆各 30 克，糯米 50 克。

调料：红糖适量，糖桂花少许。

制法：(1) 将赤豆、花生洗净；糯米淘洗干净；备用。

　　　(2) 将赤豆、花生、糯米放入锅内，倒入适量清水，先用大火煮沸后，改用小火切至熟酥，加入红糖调好口味，撒上糖桂花，即可食用。

特点：香甜稠酥。

服用：每日 1 剂，分 2 次空腹温服。

功效：补虚养血、健脾抗衰。

适应证：营养不良、脾虚体弱、病后体虚、年老体弱、老年浮肿、体弱多病等。

备注：糖尿病患者不宜食用。

花生红枣粥

原料：花生、红枣各 50 克，糯米 50 克。

调料：红糖适量，糖桂花少许。

制法：(1) 将花生、红枣洗净；糯米淘洗干净；备用。

（2）把红枣、花生、糯米放入锅内,倒入适量清水,先用大火煮沸后,改用
　　　小火切至熟酥成稠粥,加入红糖调好口味,撒上糖桂花,即可食用。

特点:红白相间、清香甜美。

服用:每日1剂,分2次服食。

功效:补虚养血、通络催乳。

适应证:产后少乳,脾胃虚弱,食少纳差,体虚消瘦,营养不良等。

备注:糖尿病患者不宜食用。

花生康复食疗妙方

方一

适应证:慢性咽喉炎。

妙方:花生叶30克,乌梅12克,冰糖适量。

用法:将上物放入锅内,倒入3碗清水,煎至2碗,即可服用。

服用:每日1剂,分2次服用。

功效:解毒消炎、润喉利咽。

方二

适应证:咳嗽多痰,气短咽干。

妙方:花生米、百合、北沙参各15克,冰糖适量。

用法:将上物放入锅内,用清水煮至花生、百合熟软,丢掉北沙参,即可服用。

服用:每日1剂,分2次服食。

功效:清热益气、润肺止咳。

方三

适应证:高血压。

妙方:花生壳120克。

用法:将上物放入锅内,倒入2碗清水,煎至1碗,即可服用。

服用:每日1剂,2次水煎服,连服20日为一个疗程。

功效:滋养调气、降低血压。

方四

适应证：鼻衄、血友病、齿龈出血、血小板减少性紫癜。

妙方：花生衣 6 克,红枣 16 枚。

用法：将上物放入锅内,倒入 2 碗清水,煎至 1 碗,即可服用。

服用：每日 1 剂,2 次水煎服,连服 7 日为 1 个疗程。

功效：健脾、养血、止血。

方五

适应证：贫血、血小板减少、身体虚弱等症。

妙方：花生米、大枣各 25 克,龙眼肉 10 克。

用法：将上物放入锅内,倒入 2 碗清水,煎至 1 碗,即可服用。

服用：每日 1 剂,2 次水煎服,最后食花生米、大枣、龙眼肉,连服 5~8 天。

功效：养气血、补元气、强机体。

方六

适应证：慢性肾炎。

妙方：花生米、红枣各 60 克。

用法：将上物放入锅内,倒入 2 碗清水,煎至 1 碗,即可服用。

服用：每日 1 剂,2 次水煎服,最后食花生、枣,连服 1 周。

功效：清热解毒、利水消肿。

芝麻 ——补肝肾、润五脏、益精血、乌须发

话 说 芝 麻

芝麻又称胡麻、脂麻,为胡麻科植物芝麻的种子。我国芝麻主产区为东北、山东、河南、湖南、湖北、安徽等地区。我国芝麻产量居世界第一,占世界总产量的23%,是世界上最大的芝麻出口国。

芝麻为一年生草本植物,茎直立,四棱形,株高约1米,长有茸毛。叶对生,花单生,总状花序顶生,唇形圆筒状,白色或淡紫色。蒴果椭圆形,种子扁圆,有白、黄、棕红或黑色。花期5～9月,果期7～9月。种子成熟时收割,打下种子,除去杂质,晒干备用。

根据芝麻的播种时间,可分为春芝麻、夏芝麻、秋芝麻,我国黄河以北地区多种春芝麻,黄河以南长江以北多种夏芝麻,长江以南则多种秋芝麻。芝麻有白芝麻、黑芝麻两种,一般食用以前者为好;滋补强身,以后者为佳。

【历史概述】

芝麻种植历史悠久,分布广泛,原产地众说纷纭,有人认为胡麻的"胡"系指由外国引入我国的,并具体指出是由出使西域的汉使张骞自大宛带回来的。其实芝麻原产于我国,现经科学考证,芝麻原产于我国云贵高原。在我国南方湖州市钱山漾新石器时代遗址和杭州水田畈史前遗址曾发现过远古时代的芝麻种子,进一步证实了我国是芝麻的原产地。

我国最早的诗歌集《诗经》中就有芝麻的记载,当时称"麻"或"苴"。《神农本草经》中称为"巨胜",到汉代时才称"胡麻",至宋代时称"脂麻",谓其外形类麻而又富含油脂。

芝麻自古以来,就被当作延年益寿、乌发美发的佳品,而备受人们的推崇。在周代就已有关于芝麻酱的记载,当时叫"礼蕡",同时还被当作祭祀供品,并被列为八谷之中最良者。

据神话传载：古代山东有一妇女，生食胡麻以充饥，绝其他食物八十余年，仍步履稳健，色如少女，日行三百里，走路可以追上獐鹿。当然，其中不免有浮夸之词，但芝麻延年益寿、驻颜美容的功用，为历代医家所验证。

有一句歇后语"芝麻开花节节高"，我国民间有些地方每逢办喜事，都要把这吉祥之物——芝麻植物播种在家门口，寓言将来生活水平就如芝麻开花一步一步地提高。

【烹饪简介】

芝麻可生吃，亦可熟吃，可以制麻酱、榨香油，也可做点心。

芝麻酱，香气扑鼻，是深受大家欢迎的佐餐调味品。夏日吃上一碗芝麻酱拌冷面，香鲜味美，令人胃口大开。

尤其是我国的"小磨香油"堪称中国一绝，油色淡黄透亮，香气浓溢，是上等的调味佳品。"小磨香油"在我国已有400多年历史，它以芝麻为原料，用水代法的加工工艺榨取，具有浓郁的独特香味，是优质的调味油，在国际市场上畅销不衰。

自古以来，我国就有许多用芝麻和芝麻油制作的地方特产，一直闻名于世。如苏州特产"采芝斋芝麻酥糖"，泰州特产"芝麻薄脆饼"，宁波特产"猪油芝麻汤团"，上海特产"黑芝麻酥"，柳林特产"芝麻饼"，陕西特产"红枣芝麻酥"等，都是以芝麻为主要辅料制成的一些传统特色糕点，香甜可口，深受广大消费者的欢迎。

欧美一些国家，芝麻则主要用于面包、糕点和糖果制作业，非洲人喜欢直接食用芝麻，或烧汤时加入芝麻当作香料。

炒制芝麻时，一定要注意火候，千万不要炒焦，以免影响口感。

选购小窍门

由于黑白芝麻之间存在差价，一些人将白芝麻染成黑芝麻牟利。选购时可把黑芝麻放在手心里轻轻地揉搓，手上留下的颜色就是染过色的。还可找出一个断口的黑芝麻，看断口的颜色，如果断口处是黑色的，是染过色的；如果断口是白色的，是货真的黑芝麻。真正的黑芝麻，颜色呈深灰色，不会黑得发亮，更不会掉颜色。

【营养价值】

芝麻营养丰富,据测定,每百克黑芝麻中含蛋白质 21.9 克,脂肪 61.7 克,钙 564 毫克,磷 368 毫克,铁 50 毫克,还含有芝麻素、芝麻酚、油酸、棕榈酸、硬脂酸、甾醇、卵磷脂、维生素 A、维生素 B、维生素 D、维生素 E 等物质。

芝麻富含脂肪油,其中以油酸、亚油酸及甘油酯为主,是为不饱和脂肪酸,有降低血脂、降低胆固醇、软化血管、防治动脉血管硬化的作用,可以延缓机体衰老、防止心脑血管病的发生。

芝麻所富含的维生素 E 具有润肤美容的作用。

黑芝麻中所含的微量元素能加深毛发的黑色素,有乌发、补肾、益肝、养血、润燥、美容作用。因而,面部色斑、皮肤粗糙、早生白发、头发干枯的人经常适量食用黑芝麻有润肤祛斑、乌黑须发、驻颜悦色、延缓衰老的保健美容的作用。

【文献记载】

我国历代医学家把芝麻视为治病的良药,并根据临床实践对其药用价值进行了研究与论述,现选录如下。

我国现存最早的药学专著《神农本草经》载,芝麻"伤中虚赢,补五内、益气力、长肌肉、填精益髓。"

明代医学家缪希雍在其编撰的《本草经疏》中曰:"胡麻,气味和平,不寒不热,益脾胃,补肝肾之佳谷也。金刃伤血,则瘀而作痛,甘平益血润燥,故疗金疮止痛也。"

清代医学家黄宫绣在其编撰的《本草求真》中云:"胡麻,本属润品,故书载能填精益髓。又属味甘,故书载能补血,暖脾,耐饥。凡因血枯而见二便艰涩,须发不乌,风湿内乘发为疮疥,并小儿痘疹变黑归肾,见有燥象者,宜以甘缓滑利之味以投。"

【适宜应用】

中国医学认为,芝麻性味甘,肝、脾、肾经,具有补肝肾、润五脏、益精血、乌须发、驻颜色、生津润肠、抗衰祛斑之功效,适应面斑、久咳不愈、血虚视物昏花、肝肾不足所致的头晕耳鸣、腰酸腿软、失眠、肤燥发枯、须发早白、年老体衰、肝肾虚亏、妇人少乳、白癜风、肠燥便秘、痈疮湿疹、痔疮等症。

现代医学研究发现,芝麻可防治贫血、老年哮喘、高脂血症、动脉硬化、糖尿病、冠心病、高血压、习惯性便秘、慢性神经炎、血小板减少性紫癜等病症。

温馨提醒

芝麻为油脂食品,故凡慢性肠炎、便溏腹泻、男子阳痿、遗精者忌食。

芝麻最好碾碎成细末再食用,这样更有利于人体的消化吸收。因为芝麻外面有一层较硬的膜不易消化。

芝麻的食疗功效

近几十年来,国内外有关专家运用现代科学技术对芝麻进行了各方面的研究,对其药理研究结果概述如下。

黑芝麻是润肤养颜、乌发抗衰的美容佳品

现代药理研究发现,黑芝麻是所富含的芝麻素、甾醇、卵磷脂、维生素E及微量元素等物质,是永葆青春的营养源,有净化人体自由基,加强人体组织对氧的吸收能力,促进机体的新陈代谢,促进皮肤内的血液循环,能使皮肤与毛发得到充分的营养物质,具有润肤祛斑、养颜悦色、乌黑须发、延缓衰老的保健美容的作用。

我国晋代养生学家葛洪在《抱朴子》中说"食芝麻具有一年身面光泽不饥,二年白发返黑,三年齿落更生"的返老还童的养生功用。宋代著名诗人苏东坡也曾极力推荐以"九蒸之胡麻"作为滋补强身、去除百病的食品。由此可见,黑芝麻是润肤祛斑、乌发抗衰的美容佳品。

黑芝麻有降低血脂、预防心脑血管病的作用

现代药理研究发现,黑芝麻中所富含的脂肪油高达60%,这些脂肪油为不饱和脂肪酸,能使血脂中的胆固醇分解成胆汁酸而排出体外,减少胆固醇动脉血管壁上的沉积,有明显的降低血脂、降低胆固醇、防止动脉血管粥样硬化的

作用,对预防心脑血管病有重要的意义。

因而,中老年经常适量食用黑芝麻具有降低血脂、预防心脑血管病的作用。

芝麻是防治胆结石症的良药

据现代药理研究发现,芝麻中所富含的卵磷脂是胆汁中的成分之一,有分解、降低胆固醇,防止胆结石形成的作用。凡胆结石症患者,其胆汁中的卵磷脂含量一定不足,如果胆汁中的胆固醇过高及与胆汁中的胆酸、卵磷脂的比例失调,均会沉积而形成胆结石。因此,胆结石症患者经常适量食用芝麻对疾病的康复有重要的意义。

芝麻油有润泽喉部黏膜、保护嗓子、口腔的作用

芝麻油有润泽喉部黏膜,增强声带弹性,使声门张合灵活有力,有保护嗓子的作用,也可对牙齿、牙龈、口腔黏膜起到保护的作用。因而,教师、歌唱家、抽烟、嗜酒者常喝一口芝麻油润一润喉咙对保护嗓子、口腔十分有益,也可以减轻香烟、乙醇对口腔黏膜、食管黏膜、胃部黏膜的直接刺激和损伤。

芝麻油有抗炎症、治疗鼻炎的良效

据现代药理研究发现,芝麻油有抗炎症的作用,临床上曾用灭菌的芝麻油涂布皮肤黏膜,有减轻刺激、促进炎症恢复等作用。所以,临床上曾用灭菌的芝麻油治疗慢性鼻炎,获得良好的功效,用消毒棉球蘸取芝麻油涂于鼻腔患处,1次见效,2次症状消失,同时,芝麻油对声音嘶哑、慢性咽喉炎均有良好的康复作用。

黑芝麻治疗顽固性呃逆有特效

据有关报道,临床上曾用黑芝麻治疗顽固性呃逆,获有特效。

治疗方法之一:黑芝麻炒熟、研为细末,拌入白砂糖。每日3次,每次服用数匙,连服3日,呃逆停止。有1例经中西医治疗均无效达1月之久的顽固性呃逆,服用本方而痊愈。

治疗方法之二:黑芝麻30～45克,分2次水煎服,每日1剂。服本方后数小时后呃逆减半,连服2剂后呃逆停止。曾治疗2例,均痊愈,对气虚腑实之呃逆尤为适宜。

芝麻营养保健养生美食

芝麻红茶

原料：炒熟黑芝麻末 50 克。

调料：红茶适量，精盐少许。

制法：每次将 25 克熟黑芝麻末、精盐放入杯中，冲入煮沸的红茶水调匀，即可。

特点：清雅香美。

服用：每日 1 剂，分 2 次冲服。

功效：补肾精、乌头发、润肠道。

适应证：早生白发、头晕耳鸣、贫血乏力、肠燥便秘等。

芝麻奶茶

原料：熟芝麻末 20 克，粗茶叶 6 克，炒面粉、牛奶各适量。

调料：精盐少许。

制法：先将熟芝麻末、炒面粉、牛奶、精盐放入杯中调匀成糊状，再冲入煮沸的 3 克茶叶水，即可。

特点：茶奶香雅。

服用：每日 1 剂，分 2 次冲服。

功效：健脾益肾、补气强腰。

适应证：神疲食少、面黄肌瘦。

芝麻酥油茶

原料：熟黑芝麻末 20 克，粗茶叶 6 克，酥油少许。

调料：红糖适量。

制法：每次先把熟黑芝麻末、酥油、红糖放入杯内，再把 3 克茶叶水煎成浓汁，以色红为度，冲入杯内，加盖保温数分钟，即可。

特点：清香甜美。

服用：每日 1 剂，分 2 次当茶饮用。

功效：补肾滋阴、润燥生津。

适应证：阴虚津亏、心烦口干、腰酸纳差、舌红等。

备注：糖尿病患者不宜食用。

芝麻胡桃粥

原料：黑芝麻末 30 克，胡桃肉 30 克，大米 50 克。

调料：白糖适量，糖桂花少许。

制法：(1) 将胡桃肉用开水浸泡片刻后，剥去外皮，切成小块；大米淘洗干净；备用。

　　　(2) 先把胡桃块、大米一起放入锅内，倒入适量清水，用大火煮沸后，改用小火煮粥至八成熟时，放入黑芝麻末再煮粥至熟稠，加入白糖，调好口味，淋上糖桂花，即可。

特点：清香粥稠、甜美可口。

服用：每日 1 剂，分 2 次服用。

功效：补肾益精、养血强骨、润肤祛斑。

适应证：头发花白、老年性白斑、面色萎黄、憔悴及贫血。

芝麻抗衰糖

原料：黑芝麻 350 克，茯苓 250 克。

调料：绵白糖适量。

制法：将茯苓焙干，黑芝麻洗净，用小火炒至熟香，一起用粉碎机，研为细末，拌入绵白糖，储瓶备用。

特点：清香甜美。

服用：每日 1 次，每次早晨空腹服 20～30 克。

功效：养生健身、延缓衰老。常服有抗衰老的作用。

适应证：延年益寿、年老体弱、时常患病。

芝麻红枣膏

原料：黑芝麻 500 克，红枣适量。

制法：(1) 将黑芝麻洗净，炒至香熟，研为细末，备用。

　　　(2) 把红枣做成枣泥膏，与芝麻末一起混合成膏状，储瓶备用。

特点：香甜可口。

服用：每日 2 次，每次 1～2 小匙，用黄酒送服。

功效：补五脏、健脾胃、润肌肤、益气力。

适应证：脾虚体弱、病后体虚、年老体弱、体弱多病、延年益寿、驻颜美发。

芝麻康复食疗妙方

方一

适应证：干咳或咳嗽气喘。

妙方：黑芝麻 125 克,冰糖 30 克。

用法：将芝麻、冰糖分别捣烂,研为细末,储瓶备用。

服用：每日 2 次,每次 15～30 克,用开水冲服。

功效：润肺、止咳、化痰。

方二

适应证：慢性气管炎。

妙方：芝麻、生姜各 25 克,瓜蒌 1 个。

用法：将上物放入锅内,倒入 2 碗清水,煎至 1 碗,即可服用。

服用：每日 1 剂,2 次水煎服。

功效：清肺理气、祛痰止咳。

方三

适应证：习惯性便秘。

妙方：黑芝麻、胡桃仁各 500 克。

用法：将上物炒至熟香,研为细末,储瓶备用。

服用：每日 2 次,每次 2 汤匙。

功效：润肠通便。

方四

适应证：血小板减少性紫癜。

妙方：黑芝麻 30 克(捣碎),鸡蛋 2 只(去壳),红糖适量。

用法：将上物放入锅内,倒入 2 碗清水,煎至 1 碗,即可服用。

服用：每日 1 剂,分 2 次温服,连服 10 天服前加糖调服。

功效：养血止血。经本方治疗血小板减少性紫癜 5 例,疗效良好。

方五

适应证：肩背筋肉痛，风湿性关节炎等。

妙方：芝麻、胡桃肉、槐子、茶叶各 15 克。

用法：每次将以上四味各取一半放入锅内，倒入 2 碗清水，煎至 1 碗，即可。

服用：每日 1 剂，分 2 次水煎，当茶饮用。

功效：补肾强骨、通络祛风。

方六

适应证：牛皮癣。

妙方：芝麻 50 克，藤黄 10 克，胡桃肉 100 克。

用法：将上物捣烂如泥，敷于患处，盖上纱布，用胶布固定。每日换 1 次。

功效：润肤解毒、利湿止痒。

小米 ——健脾和胃、滋养肾气

话 说 小 米

小米又称粟米、粟谷等，为禾本科植物小米的果实。小米原产于我国，有8千多年的栽培历史。现在，小米在我国南北方各地区均有种植，其中以陕西、山西、山东、辽宁、吉林、河南、河北、内蒙古、黑龙江等地区出产最多，占全国总产量的80%以上。

小米为一年生草本农作物，茎秆直立，高20～100厘米。穗状圆锥花序呈圆柱形，小穗子实呈圆球形或椭圆形。夏季开花、秋季结果。果实成熟后采收，打下种子，晒干备用。

【历史概述】

小米是我国最古老的栽培植物之一，由我们的祖先早在距今7 000～8 000年前，从野生的"狗尾草"选育驯化而来的小米品种。从商代的甲骨《卜辞》中有关大量的"粟"的记载，可以知道小米从商代开始，一直到秦、汉时期，一直是我国广大人民的主要粮食。

据考证，西安半坡村仰韶文化遗址里，曾发现加盖的陶罐中装满了粟谷，还有许多地窖也藏有许多粟谷，表明至少在距今5 000年以前，黄河流域广大地区已经大量种植小米了。

小米经过历代劳动人民的辛勤培育，至公元5世纪，据北魏农学家在贾思勰所编撰的《齐民要术》中已载有86个小米品种。

小米耐旱能力最强，也耐酸、耐碱、耐贫瘠的土壤，农谚有："只有青山干死竹，未见地里旱死粟"之说。因此，小米除在我国北方干旱地区种植之外，南方某些干旱、贫瘠的山区，也有栽培，并且比其他农作物收成还高。

近几年，从我国各地收集到小米的品种高达1 600多种，一般有籼性、粳性之分，还有黄、白、红、紫橙、黑、各种颜色的小米，品种繁多，称为"粟有五彩"。

目前,我国较好的品种有山西沁州黄、山东金米、龙山米、河北桃花米等。

【典故传说】

关于小米的金黄、香甜,民间有一个神话般的传说。

大约在300多年前,我国山西沁州檀山一带有一座松柏隐掩的古庙。庙里住着一位赤脚和尚和他的几个小徒弟,他们看到檀山山坡上的土地荒芜,觉得十分可惜。于是,赤脚和尚带着他的小徒弟们将那块荒芜的土地开垦出来,种上了小米。

想不到种下去的小米发生了神奇般的变化,颗颗小米变得圆润色黄、晶莹明亮,吃起来香松甜软,十分可口。

当时在清朝做官的吴瑞听说家乡沁州檀山种出来的小米形如金珠,煮粥锅边不挂米粒,煮出来的小米饭不用菜照样越吃越香。他为了证实传言,亲自到檀山庙品尝了一顿小米饭,果然名不虚传。

由此,他将这种小米取名为"沁州黄",进贡给康熙皇帝,康熙皇帝十分爱吃。从此以后,山西沁州檀山一带出产的"沁州黄"就以年年进贡皇帝而闻名于天下。

【烹饪简介】

小米是我国北方人民的一种粮食,多以熬粥为主。小米粥是一种健康食品,可单独煮熬,也可添加一些赤豆、大豆、莲子、红枣、百合、红薯等食材,这样既能提高其营养价值,又能熬成风味各异的营养粥,尤其是产后妇女坐月子不能单喝小米粥,应放入一些豆类食品搭配,既可增加蛋白质,又可以避免缺乏其他营养。

小米磨成粉,可做馒头或制成糕点,味道也不错。现在,北方人还喜欢用小米粉与豆粉做煎饼果子,在薄薄的圆饼上,磕入鸡蛋,抹上辣椒酱、甜面酱,撒上香葱末,放入油条卷起来吃,清香扑鼻,诱人食欲,别有风味,是深受广大消费者欢迎的美味早餐。

选购小窍门

选购小米,要以米粒大小、颜色均匀,呈淡黄色或金黄色,有光泽,清香微甜,很少有碎米、无虫、无杂质、无异味者为佳品。

【营养价值】

小米营养价值高,富含蛋白质、脂肪、糖类、硫胺素、维生素 B_2、维生素 B_3 和钙、磷、铁等成分,是人体必需的营养素,容易被机体所消化吸收,有补血、健脑、健胃消食等功用,故被营养专家称为"保健米"。

据测定,每 100 克小米含蛋白质 9.7 克,比大米高,其中富含人体必需的 8 种氨基酸,如赖氨酸、蛋氨酸、色氨酸、亮氨酸等;小米中含有丰富的脂肪,为大米 7.8 倍,且主要为不饱和脂肪酸,是人体必需的脂肪酸,有降低血脂,预防心血管疾病的作用。

一般粮食中不含胡萝卜素,小米每 100 克含量达 0.12 毫克,胡萝卜素能维持眼睛和皮肤的健康,改善夜盲症、皮肤粗糙的状况,有助于身体免受自由基的伤害;小米的维生素 B_1 的含量位居所有粮食之首,维生素 B_1 有保护神经系统,促进肠胃蠕动,增加食欲的作用。

小米中含有大量的维生素 E,为大米的 4.8 倍,维生素 E 是人体内良好的抗氧化剂,能降低细胞老化,保持红细胞的完整性,促进细胞合成,有抗污染、抗不孕的功效。

小米含钾高而含钠低,钾、钠比大米为 9∶1,而小米为 66∶1,经常吃些小米,对高血压患者有益;小米所含铁量高,为大米的 4.8 倍,铁元素能提高血红蛋白的含量,使人面色红润;小米含磷也丰富,为大米的 2.3 倍,磷是骨骼牙齿的重要构成材料。

小米含膳食纤维含量丰富,为大米的 4 倍,膳食纤维虽然不是机体所必需的营养素,但它保健养生价值愈来愈为人们所重视。

【文献记载】

我国历代医学家把小米视为治病的良药,并根据临床实践对其药用价值进行了研究与论述,现选录如下。

南北朝医学家陶弘景在其所撰的《名医别录》中曰,小米"主养肾气,去胃脾中热,益气"。

唐代医学家陈藏器在其编撰的《本草拾遗》中载:"粟米粉解诸毒,水搅服之,亦主热腹痛,鼻衄,并水煮服之。"

元代医学家吴瑞在其编撰的《日用本草》中道,小米"和中益气,止痢,治消渴,利小便,陈者更良"。

明代著名药物学家李时珍在其所著的《本草纲目》中言,小米"煮粥食益丹田,补虚损,开肠胃"。

明代医学家兰茂在其编撰的《滇南本草》中称,小米"主滋阴,养肾气,健脾胃,暖中。治反胃,小儿肝虫,或霍乱吐泻,肚疼痢疾,水泻不止"。

【适宜应用】

中医学认为,小米性凉、味甘,入肾、脾、胃经,具有健脾和胃、滋养肾气、健脑安神、清虚热、补虚损等功效,适应脾胃虚弱、食欲不振、反胃呕吐、腹满食少、体虚胃弱、泻痢、消渴、失眠、精血受损、产后口渴、产后虚损、妇女黄白带、烫火伤等病症。

现代医学研究发现,小米可防治糖尿病,并有抗菌的作用。

温馨提醒

　　小米与杏仁相克不宜同食,以免引起呕吐、腹泻等不良反应。小米也不能与食醋一起煮食,因为小米富含胡萝卜素,食醋富含有机酸。如果把小米与食醋一起煮食,食醋中的有机酸会破坏小米中的胡萝卜素,降低营养价值。

小米的食疗功效

近几十年来,国内外有关专家运用现代科学技术对小米进行了各方面的研究,对其药理研究结果概述如下。

小米粥营养价值高,素有"代参汤"之美誉

从现代营养学角度来说,小米富含蛋白质、脂肪、糖类、硫胺素、维生素 B_2、维生素 B_3 和钙、磷、铁等营养成分,小米一般不需要精加工,能保存其原有的许多的维生素和矿物质等营养素,再说小米的维生素、矿物质含量均比大米高几倍。由于,小米粥营养价值高,营养专家称为"保健米"。

我国历代医学家认为,小米具有健脾和胃、滋养肾气、清热解毒、清虚热、

补虚损等功效。我国北方许多妇女在生育后,都有用小米加红糖来调养身体的传统习惯。由于,小米养生进补的功效可与人参相媲美,故素有"代参汤"之美誉。

小米可降低血糖,是糖尿病患者的康复佳品

我国历代医学家认为小米有治"消渴"的功用,消渴就是现代医学所称的糖尿病,用小米煮粥喝对治疗糖尿病有较好的疗效。

现代医学研究发现,这是因为小米中所含的淀粉酶抑制物,参加糖代谢的作用,有降低体内血糖的作用。由此可见,小米能降低血糖,是糖尿病患者的康复佳品。

小米有健脑安神、治疗失眠的作用

我国历代医学家认为小米有滋养肾气、健脑安神、清虚热、补虚损等功效,可治疗失眠等病症。据有关报道,曾有人用小米治愈多年的失眠症。这是由于小米富含人体必需的 8 种氨基酸,不饱和脂肪酸的淀粉类,食用能使人产生温饱感,促进胰岛素的分泌,提高大脑内色氨酸等营养素摄入,具有健脑安神、促进睡眠的作用。

因而,失眠症患者晚上喝一碗小米粥对治疗失眠有一定的疗效。如再上一些龙眼、百合、红枣等有养血、补心、安神的干果一起熬粥喝,其疗效会更加显著。

小米营养保健养生美食

小米红薯粥

原料:小米 30 克,大米 30 克,红薯 150 克。

制法:(1) 将小米、大米淘洗干净,用清水浸泡片刻;红薯去皮洗净,切成小块;备用。

(2) 先把小米、大米、红薯块放入锅内,倒入适量清水,用大火煮沸后,再改用小火煮至熟稠,即可食用。

特点:甜香稠软。

服用:每日 1 剂,分 2 次空腹温服。

功效：健脾和胃、滋养肾气、通便排毒。

适应证：食欲不振、糖尿病、体虚胃弱、精血受损、便秘、产后虚损、妇女黄白
　　　　带等。

小米强骨粥

原料：小米 100 克，羊骨适量（捣碎），草果、良姜各 10 克，陈皮 5 克，生姜
　　　50 克。

调料：精盐、味精各少许。

制法：(1) 将羊骨、草果、良姜、陈皮、生姜放入锅内，倒入 4 碗清水，用大火煮
　　　　沸后，再改用小火煮至 2 碗，过滤取药汁备用。

　　　(2) 将小米淘洗干净，用清水浸泡片刻，放入锅内，倒入药汁，用大火煮
　　　　沸后，再改用小火煮至熟稠，即可食用。

特点：甜香稠软。

服用：每日 1 剂，分 2 次空腹温服。

功效：健脾补虚，益肾强骨。

适应证：身体虚劳、腰膝无力、骨质疏松症等。

小米甜美发糕

原料：小米粉 200 克，黄豆粉 60 克，面粉 200 克。

调料：白糖 80 克，发酵粉适量，食用碱少许。

制法：(1) 将小米粉、黄豆粉、面粉、发酵粉放入盆内混合均匀后，倒入适量温
　　　　水拌匀制成面团，盖上毛巾让其发酵后，加入白糖及少许食用碱用
　　　　力和透，制成糕团状，备用。

　　　(2) 将小米发糕放入蒸笼内，用大火蒸至熟软，取出切成小块，即可
　　　　食用。

特点：香甜适口。

功效：清虚热、补虚损、健脾胃、益肾气。

适应证：脾胃虚弱、食欲不振、精血受损、年老体弱、病后体虚、体虚气弱、倦怠
　　　　乏力等。

备注：糖尿病患者不宜食用。

113

小米三色豆饭

原料：小米 250 克，赤豆 50 克，豌豆 50 克，绿豆 50 克。

调料：红糖适量。

制法：(1) 将小米、赤豆、豌豆、绿豆分别淘洗干净，用清水浸泡 1 小时，备用。

　　　(2) 先将赤豆、豌豆、绿豆放入锅内，加入适量清水煮至熟软，再加入小米、红糖拌匀，用文火煮至香熟成饭，即可食用。

特点：三色相间、香甜可口。

功效：营养丰富、补虚健脾、防病抗衰。

适应证：面黄肌瘦、体弱乏力、体弱多病、营养不良、手足浮肿、小便不利等。

备注：糖尿病患者不宜食用。

小米百合汤

原料：小米 250 克，百合干 150 克。

调料：精盐 20 克。

制法：将小米炒至熟香，研为面粉，百合炒至熟香，研为细末，与精盐一起混合拌匀，储瓶备用。

服用：每日 1 次，每次 25～30 克，用开水冲调，于清晨空腹饮服。

功效：润肺燥、止咳喘。

适应证：肺燥咳喘日久不愈者。

小米康复食疗妙方

方一

适应证：贫血。

妙方：小米 75 克，赤豆 30 克，红糖 30 克。

用法：将淘好的小米、赤豆用清水浸泡片刻，倒入适量清水，用大火煮沸后，放入红糖，再用文火煮熟成粥，即可。

服用：每日 1 剂，分 2 次温食。

功效：健脾和胃、补虚养血。

备注：糖尿病患者不宜食用。

方二

适应证：脾虚胃弱，呕吐不食等。

妙方：小米、白曲各 50 克。

用法：将淘好的小米用清水浸泡片刻，与白曲一起放入锅内，倒入适量清水，用大火煮沸后，再用文火煮熟成粥，即可。

服用：每日 1 剂，分 2 次空腹温食。

功效：补脾健胃、进食止呕。

方三

适应证：脾胃虚弱、身体消瘦。

妙方：小米 30 克，大米 50 克。

用法：将淘好的小米、大米用清水浸泡片刻，倒入适量清水，用大火煮沸后，再用文火煮熟成粥，即可。

服用：每日 1 剂，分 2 次空腹温食。

功效：健脾和胃、补虚增肥。

方四

适应证：糖尿病口渴、尿多、易饥。

妙方：小米 60 克，鲜山药 100 克。

用法：将淘好的小米用清水浸泡片刻，倒入适量清水，用大火煮沸后，放入去皮洗净切块的山药，再用文火煮熟成粥，即可。

服用：每日 1 剂，分 2 次温食。

功效：健脾和胃、生津止渴。

方五

适应证：妇女妊娠黄白带。

妙方：小米、黄芪各 30 克。

用法：将上物放入锅内，倒入 2 碗清水，煎至 1 碗，即可服用。

服用：每日 1 剂，2 次水煎服。

功效：健脾补虚、除湿止带。

方六

适应证：小儿腹泻。

妙方：小米 100 克。

用法：将小米炒至焦黄，研为细末，储瓶备用。

服用：每日 3 次，每次 3 克。

功效：健脾胃、止腹泻。

血糯米 ——滋阴补肾、养精固涩

话 说 血 糯 米

血糯米又称黑米,为禾本科植物血糯米的种仁。血糯米原产于我国,主要产地有云南、贵州、陕西、四川、广西、江西等地区,其中以云南、贵州、广西出产的血糯米较为有名。血糯米的糙米呈黑色或黑褐色,粒型有籼、粳两种,粒质可分糯性和非糯性两类。

【历史概述】

血糯米是我国古老而名贵的水稻品种,种植历史悠久。相传,距今 2 000多年前的汉武帝时,由博望侯张骞首先发现。历代帝王把血糯米作为宫廷养生珍品,称为"贡米"。

贵州的血糯米素有"黑珍珠"之称,米呈咖啡色,浓香可口,自宋代起历代列为"贡米";云南出产的血糯米呈紫黑色,把它与治疗跌打损伤的中草药配伍,敷于患处,接骨效果良好,因而有"接骨糯"之美称;广西的血糯米又香又软,口味很好,用它酿酒,酒呈紫红色,味美香醇,有良好的滋补作用。

由于血糯米营养丰富,风味独特,产量低,古代仅供皇家所享用,普通百姓很难吃到。近几年来,我国水稻研究所的专家经过长期培育,大面积种植血糯米已获得成功,使它进入了普通百姓的餐桌上。

【烹饪简介】

血糯米可烧饭、煮粥、做汤圆、包粽子、酿酒等,现在开发出的一种血糯米酒,其中含有黑色素,具有养生保健的作用。

用血糯米烧饭、煮粥,将淘好的血糯米先要用清水浸泡一昼夜,冬季浸泡时间可再长一些,让血糯米充分吸收水分,使其清香油亮,软糯适口。为了保存血糯米中的营养成分,淘洗时不要用力揉搓,轻轻漂洗即可。

用血糯米烧饭、煮粥,最好掺入一些白糯米,增加其黏度,可使口感香糯。血糯米也可与芸豆、白扁豆、莲子、红枣等其他食材一起煮粥,其营养滋补功用更好。

血糯米所含营养成分多聚集在黑色皮层,为了保存血糯米更多的营养,故不宜像白米那样精加工,而是多半在脱壳之后以"糙米"的形式直接食用。这种口感较粗的血糯米最适合用来煮粥,而不是用来做米饭。而另一种黑糯米黏性与糯米相同,烹煮时可以不添加白糯米,其口感软糯,清香黑亮,营养丰富。

选购小窍门

选购血糯米,优质血糯米清香、味微甜,没有无任何异味。劣质血糯米有酸臭味、霉变味、苦味及其他不良异味,购买时一定要注意鉴别。

【营养价值】

血糯米营养丰富,素有"长寿米""补血米"之称,营养价值高于普通稻米。每百克血糯米中含蛋白质 10.73 克,比大米高 37.0%;人体"必需氨基酸" 3 280 毫克,比白米高 25.4%;同时微量元素含量也非常丰富,血糯米中所含锰、锌、铜等微量元素都比大米高 1~3 倍;更含有大米所缺乏的维生素 C、叶绿素、花青素、胡萝卜素及强心苷等特殊营养成分。

我国民间有"逢黑必补"之说,多食血糯米具有健脾开胃、滋阴补肾、补精固涩、养肝明目之功效,经常食用血糯米,对少年白发、年老肾虚、慢性患者、康复期患者及幼儿有较好的滋补作用,能明显提高人体血红蛋白的含量,有利于心血管系统的保健,有利于儿童骨骼和大脑的发育,并可促进贫血、产妇虚弱、病后体虚者的康复,所以它是一种理想的营养保健食品。

【文献记载】

我国历代医学家把血糯米视为治病的良药,并根据临床实践对其药用价值进行了研究与论述,现选录如下。

明代著名药物学家李时珍在其所著的《本草纲目》中言,血糯米"健脾胃,滋肾水,止肝火,养颜色,乌须发"。

【适宜应用】

中医学认为，血糯米性温、味甘，具有滋阴补肾、益气强身、健脾开胃、补肝明目、养精固涩之功效，适应少年白发、心悸气短、咳嗽喘逆、脾胃虚弱、体虚乏力、贫血失血、早泄、滑精、肾虚尿频、病后体虚、产后虚弱等病症。

我国民间常用血糯米煮八宝粥滋补身体，也是抗衰美容、防病强身的滋补养生佳品。

现代医学研究发现，血糯米可防治咳喘、贫血失血、心血管疾病、体虚乏力、小便频数等病症。

另据研究发现，血糯米还有抗菌、降低血压、抑制癌细胞生长的作用。

温馨提醒

血糯米因性温，故凡火盛热燥者不宜食用，病后消化功能虚弱者少食为宜。血糯米煮粥要煮至熟烂，使营养素充分溢出，这样才适合消化功能较弱的孩子和老弱病者食用。

目前，市场上掺假血糯米较多，尤其不食用染色的血糯米，一般染色的血糯米经水洗后比天然血糯米掉色更厉害。

血糯米的食疗功效

近几十年来，国内外有关专家运用现代科学技术对血糯米进行了各方面的研究，对其药理研究结果概述如下。

血糯米是防治心血管疾病的佳品

据现代药理学研究表明，血糯米所含的黄酮类化合物，能加强人体血液循环，改善心肌营养，促进机体新陈代谢，维持人体血管的正常渗透压，降低心肌耗氧量，降低血压，减低血管的脆性，防止血管破裂；血糯米还含有丰富的膳食纤维，能够降低血液中胆固醇的含量，防止胆固醇的沉积，预防血管硬化，有助预防冠状动脉硬化引起的心脏病，减少心血管疾病的发生。因而，血糯米是中老年人防治心血管疾病的佳品。

血糯米是清除自由基、抗氧化、抗衰老的滋补品

据现代药理学研究表明,血糯米所富含的生物碱、植物甾醇、总黄酮等黑色素及硒、多种维生素等营养成分,具有良好的清除自由基、抗氧化、抗衰老的功用。有关研究证明,硒是人体必需的营养素,是谷胱甘肽过氧化物酶的组成成分,能抑制对机体有损害作用的过氧化物和自由基的产生,保护细胞免受损害,能防止不饱和脂肪酸的氧化是一种强抗氧化剂,其作用与维生素相似,但效力更大。硒可与维生素 E 一起构成细胞内抗氧化物质的一个部分,能够及时消除外来的自由基和过氧化物,故有抗衰老的作用。

因此,中老年人经常适量食用血糯米有清除自由基、抗氧化、抗衰老的滋补作用。

血糯米有增强免疫力、预防癌症的功用

据现代药理学研究表明,血糯米含有丰富的维生素、微量元素、总黄酮、生物碱、植物甾醇等成分,有增强人体免疫力、促进和增强细胞的吞噬功能、抑制癌细胞生长、提高抗应激反应、预防癌症的功用。因而,中老年人经常适量食用血糯米有增强免疫力、预防癌症的功用。

血糯米营养保健养生美食

血糯抗衰粥

原料:血糯米 50 克,糯米 50 克,胡桃肉 30 克,黑芝麻末 20 克。

调料:砂糖适量。

制法:将血糯米洗净,用温水浸泡 1 天,糯米、胡桃肉洗净,一起放入锅内,倒入适量清水,用文火熬成稀粥,加入黑芝麻末,砂糖拌匀再煮沸片刻,即可。

特点:清香稠浓、甜美可口。

服用:每日 1 剂,分 2 次空腹温服。

功效:养血益气、补肾抗衰、健脑强志。

适应证:年老体弱、病后体虚、肾虚尿频、产后虚弱、气血两亏、记忆力衰退等。

血糯补血粥

原料：血糯米 50 克,糯米 30 克,枸杞 18 克,红枣 18 个。

调料：红糖适量。

制法：(1) 将紫米洗净,用清水浸泡 1 天;糯米、红枣一起洗净,用清水浸泡半小时;枸杞略洗一下;备用。

(2) 将紫米、糯米、红枣放入锅内,倒入适量清水,先用大火煮沸后,再改用小火煮至粥将成时,加入枸杞、红糖调好口味,再煮沸片刻,即可食用。

特点：色红诱人,香甜可口。

服用：每日 1 剂,分 2 次空腹温服。

功效：补血健脾、抗衰养颜。

适应证：贫血、面色萎黄、妇女阴虚血少、气血两虚、营养不良等。

血糯强身粥

原料：血糯米 50 克,糯米 30 克,栗子 50 克,红枣 15 枚。

调料：红糖 50 克。

制法：将血糯米洗净,用温水浸泡 1 天,栗子剥壳取肉,糯米、红枣洗净,一起放入锅内,倒入适量清水,先用大火煮沸后,再改用小火煮至粥状,加入红糖略煮,即可食用。

特点：香甜稠美。

服用：每日 1 剂,分 2 次空腹温服。

功效：补肾强身、养精壮腰、益气抗衰。

适应证：体虚乏力、年老体弱、肾虚尿频、早泄、滑精、病后体虚、产后虚弱等。

养生八珍粥

原料：血糯米 50 克,薏米、赤豆各 15 克,莲子、芡实米各 12 克,芸豆、白扁豆各 10 克,红枣 10 枚。

调料：红糖适量。

制法：(1) 将血糯米、薏米洗净,用清水浸泡 1 天;赤豆、莲子、芡实米、芸豆、白扁豆、红枣一起洗净,用清水浸泡 2 小时,备用。

(2) 先将血糯米、薏米、赤豆、芡实米、芸豆、白扁豆放入锅内,倒入适量清水,先用大火煮沸后,再改用文火煮至豆八成酥时,再放入莲子、红枣用小火煮至粥稠熟软,加入白糖调好口味,即可服食。

特点:清香甜美、豆酥粥稠。

服用:每日1剂,分2次空腹温服。

功效:补虚养血、健脾养胃、益肾抗衰。

适应证:神疲少食、脾虚便溏、年老多病、年老体虚、病后体虚、营养不良性浮肿等。

三黑滋补粥

原料:血糯米50克,糯米50克,黑大豆30克,黑枣15枚。

调料:冰糖适量。

制法:将血糯米洗净,用温水浸泡1天,黑大豆、糯米、黑枣洗净一起放入锅内,倒入适量清水,先用大火煮沸后,再改用小火煮至粥状,加入冰糖煮片刻,即可食用。

特点:清香黑稠、甜美可口。

服用:每日1剂,分2次空腹温服。

功效:补肾壮腰、益气养精、抗衰强身。

适应证:年老体弱、病后体虚、神疲乏力、体虚乏力、神经衰弱肾虚早泄、滑精等。

血糯米康复食疗妙方

方一

适应证:支气管炎咳嗽喘逆。

妙方:血糯米60克,柿饼3个,蜂蜜适量。

用法:将淘好的血糯米用清水浸泡一昼夜,与柿饼(切小块)一起放入锅内,倒入适量清水用大火煮沸后,再用文火煮至熟稠,即可。

服用:每日1剂,分2次温服,服前加入蜂蜜调服,连服1周。

功效:滋阴益气、润肺止咳。

方二

适应证:咳嗽喘逆。

妙方：血糯米 60 克,胡桃肉末 30 克,杏仁末 9 克,生姜 3 片,蜂蜜适量。

用法：将淘好的血糯米用清水浸泡一昼夜,与生姜一起放入锅内,倒入适量清水,用大火煮沸后,放入杏仁末、胡桃末,再用文火煮至熟稠,即可。

服用：每日 1 剂,分 2 次温服,服前加入蜂蜜调服,连服 5～7 天。

功效：润肺补肾、止咳平喘。

方三

适应证：冠心病。

妙方：血糯米 60 克,枸杞、桑椹各 30 克。

用法：将淘好的血糯米用清水浸泡一昼夜,倒入适量清水,用大火煮沸后,放入枸杞、桑椹,再用文火煮至熟稠,即可。

服用：每日 1 剂,分 2 次温服。

功效：养心益肾、通脉宽胸。

方四

适应证：贫血。

妙方：血糯米 60 克,山楂 30 克,红枣 18 枚。

用法：将淘好的血糯米用清水浸泡一昼夜,与山楂、红枣一起放入锅内,倒入适量清水,用大火煮沸后,再用文火煮至熟稠,即可。

服用：每日 1 剂,分 2 次温服,最后食用红枣。

功效：健脾补虚、养血强身。

方五

适应证：贫血、失血。

妙方：血糯米 60 克,花生 50 克,红糖 30 克。

用法：将洗好的血糯米、花生用清水浸泡一昼夜,倒入适量清水,用大火煮沸后,再用文火煮至熟稠,加入红糖拌匀,即可。

服用：每日 1 剂,分 2 次温服。

功效：健脾补虚、养血止血。

方六

适应证：早泄、滑精、肾虚尿频。

妙方：血糯米 60 克，山药 100 克，芡实 25 克。

用法：将洗好的血糯米用清水浸泡一昼夜，山药蒸熟去皮，切成小块，鸡头实煮熟去壳，捣为细末。再把血糯米、山药块、鸡头实一起用文火煮成稀粥，即可。

服用：每日 1 剂，空腹食之，食后再饮用好热酒 20～40 毫升，疗效更佳。

功效：补肾益气、养精固涩。

薏米——健脾补肺、舒筋除痹

话 说 薏 米

薏米又称米仁、苡米、薏苡仁等，为禾本科植物薏米的果实。薏米原产于我国，多生于屋旁、荒野、河边、溪间或阴湿山谷中，但能耐涝、耐旱。薏米在我国栽培历史悠久，除生长季节短的寒冷北方地区之外，南北各地均有种植，主要产地为福建、河北、辽宁。

薏米为一年或多年生草本植物，秆直立，高1~1.5米，叶互生，叶片扁平线长披针状，边缘粗糙。花期7~9月，腋生总状花序，花单性，雌雄同株，有柄小穗和无柄小穗相似。果期9~10月，颖果外包坚硬的总苞，呈椭圆形，种皮黄褐色。秋季果实成熟时采割植株，晒干，打下果实，再晒干，除去外壳及杂质，收集种仁备用。

【烹饪简介】

薏米在我国是一种古老的食药佳品。薏米当食物食用，可泡茶、煮粥、熬汤、做饭等。

我国南方人很喜欢喝"薏米茶"，将炒过的薏米用沸水冲泡片刻当茶喝，方法简单，清热健脾，补肺利湿，是夏日的饮品。

将炒熟后的薏米浸泡后磨成浆后乳化成奶状，再冲入煮沸的鲜奶成"薏米奶茶"，加入适量蜂蜜，清香浓稠，甜美可口，经常服用有润泽肌肤，细腻皮肤，祛斑悦颜，消除雀斑、妊娠斑、蝴蝶斑、老年斑的功效。

用薏米和绿豆一起煮成"薏米绿豆粥"，有清热解毒、健脾益胃的作用，也是青春痘患者的食疗佳品。

盛夏初秋，用薏米和冬瓜煮汤，既可佐餐食用，又是清热解毒，消暑利湿，预防各种暑病的健身食品。

寒冬腊月，"薏米炖老母鸡""薏米焖猪蹄""薏米煮排骨"，营养丰富，味道鲜美,都是冬令进补的滋补食品。

薏米较难煮至熟软,把淘洗好的薏米在烹饪之前需要用温水浸泡 2~3 小时,让其充分吸收水分,充分泡软,这样与其他食材一起烹饪就很容易煮至熟酥了。

选购小窍门

选购薏米,要以颗粒大小而均匀,粒仁饱满、坚实,一边有深凹纵槽,色泽瓷白色,口咬松脆,清香无异味者为佳品。

【营养价值】

薏米营养丰富,素有"世界生命健康之禾"的美誉,据测定,每 100 克薏米中含有蛋白质 13.7 克,脂肪 5.4 克,糖类 64.9 克,钙 72 毫克,磷 242 毫克,铁 1.0 毫克,维生素 B_1 0.41 毫克,维生素 B_2 0.10 毫克,维生素 B_3 23 毫克,还含有薏苡酯、亚油酸、甾醇酯、多糖等物质。

薏米是一种康复食品,由于薏米营养价值很高,富含蛋白质、脂肪、多种氨基酸、钙、磷、铁,大量的维生素 B_1、维生素 B_2 等,还有薏米的热量都比大米、小麦高。因而,久病体虚、产后虚弱、病后恢复期的患者经常适量食用薏米对身体康复大有裨益。

薏米又是一种美容食品,这主要是薏米富含蛋白质、薏苡酯、亚油酸、维生素 E、维生素 B_1、维生素 B_2 等营养物质,能促进体内血液和水分的新陈代谢,具有润泽肌肤、细腻皮肤、减少皱纹、消除色斑等的作用,长期食用对防治青春痘、雀斑、妊娠斑、黄褐斑、老年斑、皮肤粗糙、皮肤皲裂等均有重要的美容意义。

【文献记载】

我国历代医学家把薏米视为治病的良药,并根据临床实践对其药用价值进行了研究与论述,现选录如下。

我国现存最早的药学专著《神农本草经》载,薏米"主筋急拘挛,不可曲伸,风湿痹。"

明代著名药物学家李时珍在其所著的《本草纲目》中言,薏米"健脾益胃、补肺清热、去风胜湿"。

明代医学家陈嘉谟在其编撰的《本草蒙筌》中曰,薏米"久服益气轻身,多食开胃进食"。

明代医学家贾所学在其编撰的《药品化义》中云,薏米"适应脾虚泻,致成水肿,风湿盘缓,致成手足无力,不能屈伸"。

明代医学家张介宾在其编撰的《本草正》中道:"薏苡,以其志湿,故能利关节,除脚气,治痿弱拘挛湿痹,消水肿疼痛,利小便热淋,亦杀蛔虫。以其微降,故亦治咳嗽唾脓,利膈开胃。"

【适宜应用】

中医学认为,薏米性凉、味甘,入脾、肺、肾经,具有健脾补肺、清热排脓、渗湿利尿、舒筋除痹等功效,适应脾虚腹泻、肺脓肿、阑尾炎、青春痘、扁平疣、风湿骨痛、肌肉酸重、湿热筋急拘挛、屈伸不利、水肿、脚气等病症。

生薏米和炒薏米其医疗作用有所不同,生薏米以解毒作用见长,而炒薏米则专功健脾渗湿。薏米根功用与薏米基本相同,清热,利尿并有驱虫作用,能治虫积腹痛。

我国民间常用生薏米 3～4 粒嚼食,治疗咽喉肿痛;用薏米煮粥辅助治疗喉癌、胃癌、食管癌;用薏米 15 克,附子 5 克水煎服,治疗身体半侧关节疼痛。

现代医学研究发现,薏米可防治青春痘、青年性扁平疣、寻常性赘疣、传染性软疣、关节炎、急慢性肾炎水肿、皮肤营养不良粗糙者、脚气病浮肿者、癌性腹水、各种癌症等病症。

温馨提醒

薏米滋补作用较为延缓,故宜长期服用才能获得疗效。薏米因性凉,凡汗少、脾虚无湿、大便燥结、妊娠妇女等不宜食用。

由于薏米油能阻止或降低横纹肌挛缩作用,对子宫有一定的兴奋作用,故怀孕妇女千万不能服食,以免引起流产。

薏米的食疗功效

近几十年来,国内外有关专家运用现代科学技术对薏米进行了各方面的研究,对其药理研究结果概述如下。

"薏米胜过灵芝草,药用营养价值高"

薏米素有"世界生命健康之禾"的美誉,桂林地区有首民谣道:"薏米胜过灵芝草,药用营养价值高,常吃可以延年寿,返老还童立功劳。"道出了薏米食疗功效的特点。

据有关专家研究发现,薏米营养价值很高,富含蛋白质、脂肪、多种氨基酸、钙、磷、铁,大量的维生素 B_1、维生素 B_2 等物质,能促进新陈代谢和减少胃肠负担的作用,能增强免疫力和延缓衰老作用,能扩张血管和降低血糖的作用,抑制呼吸中枢,使末梢血管特别是肺血管扩张,能增强肾功能,并有清热利尿作用。

因此,健康人经常适量食用薏米能使身体轻捷,预防疾病,减少肿瘤发病概率;如慢性肠炎、消化不良、高血压、浮肿等病中或病后体弱等患者常食薏米对疾病康复大有益处。

薏米是润肤、祛斑、防皱的美容佳品

据现代药理学研究表明,薏米富含蛋白质、薏苡酯、亚油酸、维生素 B_1、维生素 B_2、维生素 E 等营养物质,尤其所富含亚油酸、维生素 E 具有良好的抗氧化性,能降低细胞老化,保持红细胞的完整性,促进细胞合成,延缓人体衰老,能促进体内血液和水分的新陈代谢,具有润泽肌肤、细腻皮肤、减少皱纹、消除色斑等的作用,是润肤、祛斑、防皱的美容佳品。

因此,长期适量食用薏米对防治青春痘、雀斑、妊娠斑、黄褐斑、老年斑、皮肤粗糙、皮肤皲裂等均有良好的美容作用。

薏米是抗病毒,治疗扁平疣的"灵丹"

据临床实验证实,薏米具有一定的抑菌、抗病毒功效,临床上曾用薏米治疗由病毒感染引起的扁平疣、寻常性赘疣等患者,均获得显著的疗效。每日取

100 克薏米,煮粥或煮汤食用即可,最初几天,疣区会增大变红,继续服用 1 个多月后,疣便会逐渐干燥脱屑,以致消退。长期服用,可以使皮肤光滑细腻、白净有光泽。

薏米是治疗风湿骨痛的良药

据现代药理学研究表明,薏米中含有的薏米素,有镇痛与解热作用,其强度与氨基比林相似,还有抑制骨骼横纹肌收缩,减少肌肉之挛缩,缩短其疲劳曲线的作用。

我国历代医学家认为,薏米是治疗风湿骨痛、肌肉酸重、湿热筋急拘挛、屈伸不利的良药。由此可见,风湿痹痛、筋急拘挛、屈伸不利等患者经常适量食用薏米对疾病康复大有益处。

薏米防癌抗癌,可延长晚期癌症的生命

近年来,经过大量的医学研究和临床实践证明,薏米是一种防癌抗癌的食品,初步研究鉴定,它对癌症的治愈率可达 35% 以上。国内外常以薏米作为防止胃癌、肠癌、宫颈癌的疗效食物。最近,在日本薏米被列为防癌食品,而身价倍增。

据现代药理研究证明,薏米中含的酯类物质,对实验小鼠肉瘤宫颈癌、艾氏腹水癌、大鼠吉田肉瘤等均有抑制作用,对治疗喉癌、食管癌、胃癌有一定的疗效。

另据有关研究表明,薏米的防癌抗癌的有效成分中包括薏苡酯、薏米油、甾醇、氨基酸、生物碱和薏米素、硒元素等成分,能有效抑制癌细胞的增殖,可用于胃癌、子宫颈癌的辅助治疗,尤以脾虚湿盛的消化道肿瘤及痰热挟湿的肺癌更为适宜。

有关专家在临床上发现,给癌症患者腹腔注射薏米丙酮提取物后,经腹水检查,癌细胞的原生质发生显著变性。目前临床常用薏米为主配伍其他中草药组成复方治疗常见癌症,能观察到对晚期癌症患者有延长生命的疗效。

薏米营养保健养生美食

八珍补虚粥

原料:薏米 60 克,赤豆 30 克,莲子 25 克,芡实米 20 克,白扁豆 20 克,红枣 20

枚,生山药 60 克,糯米 75 克。

制法:(1) 将薏米、赤豆、莲子、芡实米、白扁豆、生山药(去皮、切块)、红枣、糯米洗净,用清水浸泡 1 小时,备用。

　　　(2) 先把薏米、赤豆、芡实米、白扁豆放入锅内,用文火煮熟后,再放入糯米、红枣、莲子用小火煮至熟软成粥,加入山药切小块煮至熟烂,即可服食。

特点:清香稠浓、营养丰富。

功效:养血补虚、益肾填髓。

适应证:贫血患者及伴有面色萎黄、食少纳呆、脘腹胀满、消瘦等。

薏米养肝粥

原料:薏米、麦芽各 50 克,水发银耳 30 克。

调料:蜂蜜适量。

制法:(1) 将薏米、麦芽洗净,银耳洗净,一起放入锅内,倒入适量清水浸泡 1 小时,备用。

　　　(2) 先用大火煮沸后,改用小火煮沸成粥状,即可。

特点:清香、甜蜜、可口。

服用:每日 1 剂,分 2～3 次温服,服前调入蜂蜜。

功效:滋阴养肝、补中抗癌、减轻放化疗反应。

适应证:肝癌放疗、化疗后反应严重。

备注:糖尿病患者不宜食用。

薏米补肾粥

原料:薏米 50 克,栗子肉 50 克,熟黑芝麻米 20 克。

调料:精盐适量。

制法:(1) 将薏米、栗子肉洗净,放入锅内,倒入适量清水浸泡 1 小时,备用。

　　　(2) 先用大火煮沸后,再改用小火煮至熟稠成粥,即可。

特点:清香味咸。

服用:每日 1 剂,分 2 次空腹服用,食前撒上熟黑芝麻末,加入精盐。

功效:补肾益精、健脾强身。

适应证:肾虚精亏、腰膝酸软、须发早白。

薏米莲子汤

原料：薏米、莲子肉各 30 克。

调料：蜂蜜适量，桂花少许。

制法：(1) 将薏米、莲子洗净，放入锅内，倒入适量清水浸泡 1 小时，备用。

　　　(2) 先用大火煮沸后，改用小火煮至熟酥，加入蜂蜜，淋上桂花，即可服用。

特点：桂花香甜。

服用：每日 1 剂，当早餐服用。

功效：滋阴清热、健脾开胃。

适应证：阴虚内热、食欲不振。

备注：糖尿病患者不宜食用。

薏米健脾饮

原料：薏米 30 克，杏仁 10 克。

调料：冰糖适量。

制法：将薏米洗净，杏仁去芯洗净，冰糖敲碎。先将薏米放入锅内，倒入适量清水，浸泡 1 小时，煮至五成熟时，加入杏仁、冰糖煮至熟软，即可服用。

特点：清香甜美。

服用：每日 1 剂，分早、晚 2 次服用。

功效：健脾补虚、祛湿止咳。

适应证：脾虚湿重、咳嗽痰多、肢体沉重。

备注：糖尿病患者不宜食用。

薏米黑鱼汤

原料：薏米 15 克，黑鱼 1 条，茯苓 12 克，赤豆 18 克。

制法：(1) 将薏米、赤豆洗净，放入锅内，倒入适量清水浸泡 1 小时，黑鱼去鳞、肠杂洗净，备用。

　　　(2) 将黑鱼、薏米、赤豆、茯苓皮一起放入锅内，倒入适量清水，先用大火煮沸后，改用小火煮 1 小时，即可服用。

服用：每日 1 剂，食鱼喝汤。不可放盐调味。

功效：清热利湿、滋阴养肾。

适应证：急性肾炎、肾炎水肿等。

薏米康复食疗妙方

方一

适应证：顽固性腹泻、结肠炎、脾胃虚弱消化不良。

妙方：薏米 240 克，生山药 500 克。

用法：将上物晾干，共研为细粉，储瓶备用。

服用：每日早、晚各服 1 次，取药粉 30～45 克，加白糖一起熬粥。治疗期忌辛
辣不易消化之食物。

功效：健脾益胃、固肠止泻。经本方治疗顽固性腹泻 10 余例，对脾胃虚弱引起
腹泻者疗效甚佳，但需连续服药 1～2 月。

方二

适应证：糖尿病、口渴。

妙方：薏米 50 克。

用法：将薏米洗净，放入锅内，加入适量清水，浸泡 1 小时后，用文火煮成粥，备
用。

服用：每日 1 剂，分 2 次食用，连食 15 天。

功效：健脾清热、渗湿止渴。

方三

适应证：风湿骨痛、湿热筋急拘挛、屈伸不利。

妙方：薏米 60 克，大米 60 克。

用法：将薏米、大米洗净，放入锅内，加入适量清水，浸泡 1 小时后，用文火煮成
粥，备用。

服用：每日 1 剂，分 2 次温食，日日食之。

功效：健脾渗湿、舒筋除痹。本方选自《本草纲目》，为古人治风湿痹症的
验方。

方四

适应证：坐骨神经痛。

妙方：薏米 60 克,制附子 12 克(先煎),赤芍 20 克,炙甘草 12 克,党参 18 克,当归 18 克,鸡血藤 12 克,秦艽 16 克,海风藤 10 克,川牛膝 10 克。

用法：将上物放入锅内,倒入 3 碗清水,煎至 1 碗,即可服用。

服用：每日 1 剂,2 次水煎服。

功效：活血通络、舒筋止痛。经本方治疗 23 例,痊愈 15 例,显效 7 例,无效 1 例。

方五

适应证：鞘膜积液。

妙方：薏米 30 克,萹蓄 30 克。

用法：将上物放入锅内,倒入 2 碗清水,煎至 1 碗,即可服用。

服用：每日 1 剂,2 次水煎服,连服 7 天为 1 疗程。

功效：清热除湿、利水消肿。经本方治疗 50 例,积液消失恢复正常者 46 例,肿大缩小 1/4 者 4 例。

方六

适应证：大肠癌。

妙方：薏米 30 克,马尾黄连 12 克,重楼、苦菜、木槿花各 15 克。

用法：将上物放入锅内,倒入 3 碗清水,煎至 1 碗,即可服用。

服用：每日 1 剂,2 次水煎服,连服 10 天为 1 个疗程。

功效：清热除湿、散瘀化结。

玉米 ——清湿热、利肝胆、调中开胃

话 说 玉 米

玉米又称苞谷、玉蜀黍,为禾本科植物玉米的种子。我国各地播种面积很大,分布也很广,尤以东北、华北和西南各省较多,是我国北方和西南山区及其他旱谷地区人民的主要粮食之一。全世界玉米播种面积仅次于小麦、水稻位居第三位,我国的玉米产量居世界第二位。

玉米为一年生草本植物,茎秆粗壮直立,叶互生,叶片大而呈狭长披针形。夏季,顶生圆锥状雄花穗,腋生圆柱状的雌花穗。花后结颖果,长圆柱形。花、果期6~9月。种子成熟时采集,鲜用、晒干备用。

玉米主要的品种有糯玉米、甜玉米、爆裂玉米、高油玉米、高直链淀粉玉米等。我国还有一种珍稀的"紫玉米"品种,品质优良特异,营养丰富,但是棒小,粒少,亩产只有50千克,因其颗粒形似珍珠,又称"黑珍珠"。

【历史概述】

玉米原产于南美洲的墨西哥、秘鲁一带,野生玉米至少已有8 000年历史。墨西哥曾发现距今7 000年前的玉米植株,可见公元前4000~5000年时。当地的印第安人已种植玉米。

哥伦布发现美洲新大陆后,把玉米带回西班牙,传到欧洲,很快又传至非洲、亚洲。至今玉米已成为世界性农作物,有70多个国家种植。

玉米在16世纪初由海路先传入我国,当时是作为献给中国皇帝的礼物,由外国人带来的,故有"御麦"之称。先在我国沿海各省,渐向西南、西北传播种植。

我国玉米种植历史,据考证研究,最先见于明正德《颍州志》(1511年),至今已有480多年的历史。继后,明代(1573年)文人田艺衡在所著的《留青日札》中与明代(1578年)著名药物学家李时珍在所著的《本草纲目》中都对玉米的栽培、食药功用有较为详细的记载。

【烹饪简介】

玉米是人们的重要粮食之一。但是，近年来，随着人们生活水平的提高，粮食越吃越细，玉米被视为粗粮，往往作为饲料，从而退出了人们的餐桌。

近些年来，有关营养专家建议让玉米重返餐桌，提出对玉米进行深加工。有些食品厂将玉米制成碎玉米粒便于人们煮粥、焖饭。玉米磨成粉，可制作窝窝头，玉米粉中的蛋白质不具有形成面筋弹性的能力，持气性能差，与面粉掺和后可制作各种发酵点心，味道不错。相传慈禧太后平时也喜欢吃几个这种用玉米粉和面粉掺和后制成的窝窝头。

前几年，从国外引种的甜玉米深受消费者青睐，甜玉米的青嫩果穗可作水果鲜食，也可作蔬菜凉拌、炒食，甜玉米在欧美国家，已经成为人们不可缺少的一种蔬菜。

用甜玉米做色拉，烹饪简单，香甜脆嫩，味道也好，营养价值也很高。用于尚未成熟的极嫩的玉米，称为"玉米笋"，制作菜肴清香鲜嫩，口感独特，被视为餐桌上的佳品。

现在，人们喜欢煲汤时放入玉米棒，这使汤汁更加醇厚浓郁。爆裂玉米加工成方便食品，清香松脆，口感很好，深受小朋友们的欢迎，也是风靡世界的休闲食品。

一般玉米都应煮熟吃更易人体消化吸收，尽管熟玉米会丢失部分维生素 C，却能获得营养价值更高的抗氧化类物质。吃玉米时最好把玉米粒的胚尖也全部吃进去，因为玉米的许多营养物质都集中在玉米胚之中。

【营养价值】

玉米营养丰富，含有蛋白质、脂肪、糖类、维生素及微量元素。玉米中蛋白质及维生素含量均高于大米。

玉米中富含维生素 E、卵磷脂及谷氨酸，对人体有健脑、抗衰老的良好作用。玉米所含的镁元素，可舒张血管、防止缺血性心脏病，维持心肌正常功能，因而，玉米是高血压、冠心病、脂肪肝等患者的首选食品。

黄玉米含有较多的维生素 A，对人的视力十分有益。玉米胚中约含 52% 的脂肪，仅次于大豆，其中亚油酸和油酸等不饱和脂肪酸的含量达到 80%，具有降低血清中的胆固醇、软化血管的作用，中美洲印第安人不易患高血压与他们主要食用玉米有关。

玉米中富含的纤维素,可吸收人体内的胆固醇,将其排出体外,可防止动脉硬化,还可加快肠壁蠕动,防止便秘,预防直肠癌的发生。

据匈牙利专家林波斯研究发现,玉米内含有的赖氨酸、谷胱甘肽等几种成分有较好的抗癌作用。玉米中富含的硒元素,是一种强有力的抗氧化剂,能加速体内过氧化物或自由基的分解,从而抑制癌细胞的生长。所以,玉米也是中老年人预防肿瘤的理想保健食品。

据有关专家研究发现,玉米胚中所含有的营养物质,对促进人体新陈代谢、调节神经系统功能均十分有益,有使皮肤细嫩光滑,抑制、延缓皱纹产生的美容作用。

【文献记载】

我国历代医学家把玉米视为治病的良药,并根据临床实践对其药用价值进行了研究与论述,现选录如下。

明代著名药物学家李时珍在其所著的《本草纲目》中言,玉米"调中开胃"。

明代医学家兰茂在其编撰的《滇南本草》中称,玉米须"宽肠下气。治妇人乳结,乳汁不通,红肿疼痛,怕冷发热,头痛体困"。

我国古代重要的药物学专著《医林纂要》载,玉米"益肺宁心"。

《现代实用中药》说,玉米须"为利尿药,对肾脏病、浮肿性疾患、糖尿病等有效。又为胆囊炎、胆石、肝炎性黄疸等的有效药"。

【适宜应用】

中医学认为,玉米性平、味甘,入脾、胃经,具有清湿热、利肝胆、调中开胃、益肺宁心、利水通淋等功效,适应食欲不振、肝炎、记忆力减退、慢性肾炎水肿、习惯性便秘、水肿、尿道感染等病症。

玉米须有平肝利胆、泄热利尿等功效,适应高血压、糖尿病、乳汁不通、胆囊炎、胆结石、肾炎水肿、黄疸肝炎、小便淋沥等症病。

玉米油有降压、降血脂等功效,适应高脂血症、动脉硬化、高血压、冠心病等症病。

我国民间常用玉米须煎水当茶饮,治疗高血压有良好效果;用玉米须、橘子皮各适量水煎服,可治疗咳嗽及急、慢性支气管炎。

现代医学研究发现,玉米可防治高脂血症、动脉硬化、肥胖症、脂肪肝、糖尿病、冠心病、高血压、便秘、肠癌等病症。

另据研究发现,玉米须有利尿、利胆、止血、降压、降低血糖的作用。

温馨提醒

玉米不易消化,凡消化功能差者,少食为宜,健康人也不要多食,以免引起消化不良。

凡属阴虚火旺的糖尿病、干燥综合征、更年期综合征者,慎食爆玉米花,以免助火伤阴。

玉米忌和田螺同食,以免引起食物中毒;玉米不宜与牡蛎同食,以免影响锌元素的吸收。

玉米受潮发霉后可滋生致癌的黄曲霉素,因此,发霉玉米千万不能食用,以免引起肝癌等消化道癌症。

玉米的食疗功效

近几十年来,国内外有关专家运用现代科学技术对玉米进行了各方面的研究,对其药理研究结果概述如下。

玉米有健脑、增强记忆力的作用

据现代药理学研究表明,玉米中含有丰富的谷氨酸和不饱和脂肪酸,对维持正常的大脑发育和神经功能有着至关重要的作用,能帮助和促进脑细胞进行呼吸,帮助清除脑组织氨的代谢物,提高脑细胞的活性,增强记忆力和思维能力,具有健脑、增强记忆力的作用。

因而,记忆力减退者经常适量食用玉米有健脑、改善记忆力的作用。

玉米是延缓衰老、益寿延年的佳品

据现代药理学研究表明,玉米中富含维生素 E,具有良好的抗氧化性,能降低细胞老化,保持红细胞的完整性,促进细胞合成,延缓人体衰老。玉米中还含有一种长寿因子——谷胱甘肽,它在硒元素的参与下,生成谷胱甘肽氧化酶,并能与玉米胚芽中的维生素 E 协同作用,具有显著的恢复青春、延缓衰老的功能。据调查发现,我国百岁老人与经常适量食用玉米有关。

由此可见,玉米是延缓衰老、益寿延年的佳品。

黄玉米是视力的保护神

据有关专家研究发现,黄玉米富含叶黄素与玉米黄质(胡萝卜素的一种),有很强的抗氧化作用,能预防视网膜黄斑部位的脂肪氧化,能延缓眼球老化,可以吸收进入眼球内的有害光线,保护视网膜中心部位黄斑的健康。

因而,电脑操作者、出租车驾驶员、用眼过度者等经常适量食用黄玉米对保护视力大有益处。

玉米有降血脂、防治心血管病的功用

据现代药理学研究表明,玉米中富含不饱和脂肪酸,尤其是亚油酸的含量高达60%以上,它和玉米胚芽中的维生素E协同作用,使血液中的胆固醇进一步酯化,降低胆固醇和三酰甘油浓度,并能防止其沉积于血管壁,降低血液黏稠度,改善血液微循环,能预防高脂血症、动脉硬化、冠心病、高血压等疾病。

因此,中老年人经常适量食用玉米有降低血脂、防治心血管病的功用。

玉米有防治便秘、防癌抗癌的作用

据现代药理学研究表明,玉米中富含纤维素,使肠内容物膨胀,增加大便量,并能刺激结肠的蠕动,引起便意,具有治疗便秘的特效;同时,也能减少了粪便中致癌物质与肠黏膜接触的时间,起到了预防直肠癌的作用。

据现代药理学研究发现,玉米中所含的硒和镁都有抑制肿瘤的生长、防癌抗癌作用。硒元素能加速体内过氧化物的分解,使癌细胞得不到分子氧的供应而受到抑制。镁元素一方面能抑制癌细胞的发展;另一方面能促使体内致癌物质加速排出体外,这对预防癌症具有重要意义。据国内外医学资料证实,以玉米为主食的地区,癌症发病率普遍较低,可能与其中富含纤维素、镁、硒元素等有关。

因而,中老年人经常适量食用玉米即可保持大便畅通,又能起到防癌抗癌的作用。

玉米须有利尿、降血糖的作用

据现代药理学研究发现,玉米须水煎液对人或家兔均有利尿作用,可增加

氯化物排出量,但作用较弱。其水浸膏甲醇不溶部分经过透析者(甲)利尿作用最强,无论口服、皮下或静脉注射均有显著效果。

据现代药理动物实验表明,玉米须的发酵制剂对家兔有非常显著的降低血糖作用。

玉米营养保健养生美食

玉米鸡蛋炸饼

原料:鲜嫩甜玉米粒150克,鸡蛋3只,美芹15克,面粉50克。

调料:豆油150克(实耗50克),酸奶75克,精盐适量,味精、胡椒粉各少许。

制法:(1) 将玉米洗净,用餐巾纸吸干水分,用热油炸至金黄色,沥油;打开鸡蛋,调入面粉、精盐、味精、胡椒粉、适量清水拌习成蛋糊;美芹洗净,切成细末;备用。

(2) 将平底锅烧热后,放入豆油,待油温六成热时,每次放入1勺蛋糊,摊成圆饼,撒上玉米粒,用文火炸至一面金黄时,翻身再炸至香黄熟,装入盆内,浇上酸奶油,撒上美芹末,趁热食用。

特点:清香味美、别具风味。

功效:营养丰富、健脑抗衰。

适应证:食欲不振、用脑过度、记忆力衰退、视力减退、面黄肌瘦、营养不良等。

香草玉米烤饼

原料:玉米粉500克,鸡蛋5个。

调料:黄油200克,白糖100克,泡打粉5克,香草片1片。

制法:(1) 将黄油熔化后,加入白糖拌匀,打入鸡蛋再搅匀,放入泡打粉、玉米粉、香草片搅拌均匀成面糊,备用。

(2) 将烤盘上不同形状模子抹上一层黄油,倒入面糊,放进烤箱内,用中档烤至香熟脆酥,即可食用。

特点:香甜脆酥。

服用:每日2次,每次5~8块,当点心食用。

功效:营养齐全、健身抗癌。

适应证:面黄肌瘦、营养不良、食欲不振、用脑过度、记忆力减退等。

备注：糖尿病患者不宜食用。

嫩玉米炒豌豆

原料：美国鲜嫩玉米粒150克，豌豆100克。

调料：精制豆油20克，精盐、味精各适量，香油少许。

制法：（1）将玉米粒洗净；豌豆洗净，用沸焯一下；备用。

　　　（2）将锅烧热后，倒入豆油，待油温七成热时，放入玉米粒、豌豆用大火快速煸炒片刻，加入精盐、味精调好口味，淋上香油，即可。

特点：香嫩咸鲜。

功效：调中开胃、健脑宁心、降脂降压。

适应证：高脂血症、动脉硬化、肥胖症、脂肪肝、糖尿病、冠心病、高血压等。

嫩玉米炒三丁

原料：美国嫩玉米粒100克，红甜椒1只，五香豆腐干2块，茭白100克。

调料：豆油25克，酱油20克，白糖15克，精盐、味精各适量，红油少许。

制法：（1）将玉米粒洗净；红甜椒去蒂籽、洗净，切成小丁；五香豆腐干洗净，切成小丁；茭白剥壳洗净，切成小丁；备用。

　　　（2）把锅烧热后，倒入豆油，待油温七成热时，放入玉米粒、红椒丁、茭白丁、豆腐干煸炒片刻，加入酱油、白糖炒至熟香，加入精盐、味精调好口味，淋上红油，即可食用。

特点：清香嫩辣、味道鲜美。

功效：调中开胃、利胆降压、补虚健脑。

适应证：食欲不振、记忆力衰退、高脂血症、高血压、糖尿病、冠心病、营养不良等。

椰汁玉米核桃糕

原料：新鲜嫩玉米5只，胡桃肉100克，淡椰汁180克，浓椰汁180克。

调料：糯米粉10克，木薯粉10克，精盐少许，白糖、红糖各适量。

制法：（1）将胡桃肉洗净，烤干、去皮，再用粉碎机研成细末，炒至熟香；玉米剥粒洗净，放入粉碎机内粉成细泥，倒入淡椰汁拌匀，用纱布过滤挤汁，放入精盐、砂糖、红糖调匀，用文火煮至熟浓后，倒入器皿内，待凉后结成糕状；备用。

(2) 将糯米粉、木薯粉、浓椰汁放在一起调匀,用文火煮至熟稠时(边煮边搅),浇在玉米糕上摊平,撒上核桃末,待凉后切成方形,即可食用。

特点:香甜可口、别有风味。

功效:调中开胃、补肾助阳、补脑益智。

适应证:食欲不振、用脑过度、记忆力减退、肾阳虚阳痿、肾虚腰酸等。

备注:糖尿病患者不宜食用。

玉米补虚汤

原料:玉米、白扁豆各 30 克,红枣 15 个。

调料:红糖适量,糖桂花少许。

制法:将玉米、白扁豆、红枣洗净,一起放入锅内,倒入适量清水,浸泡 15 分钟。先用大火煮沸后,再加入红糖改用小火煮至酥软,淋上糖桂花,即可服用。

特点:清香酥甜。

服用:每日 1 剂,2 次水煎,当茶饮服,连服 5～7 天。

功效:补虚健脾、利水消肿。

适应证:产后体虚水肿、营养不良、手足浮肿、小便不利等。

玉米康复食疗妙方

方一

适应证:夜盲症。

妙方:玉米须 30 克,西瓜皮 60 克,酸枣仁 20 克。

用法:将上物放入锅内,倒入 2 碗清水,煎至 1 碗,即可服用。

服用:每日 1 剂,2 次水煎服。

功效:清热利水、养肝明目。

方二

适应证:过敏性鼻炎。

妙方:玉米须 60 克,鸭跖草 15 克。

用法:将上物放入锅内,倒入 2 碗清水,煎至 1 碗,即可服用。

服用：每日 1 剂，2 次水煎服。

功效：清热解毒、利窍止涕。

方三

适应证：黄疸肝炎、胆囊炎、胆结石。

妙方：玉米须 30 克，茵陈、蒲公英各 15 克。

用法：将上物放入锅内，倒入 2 碗清水，煎至 1 碗，即可服用。

服用：每日 1 剂，2 次水煎服。

功效：清热解毒、除黄利胆。

方四

适应证：高脂血症。

妙方：玉米叶 60 克，黑豆 30 克，葱须 15 克。

用法：将上物放入锅内，倒入 2 碗清水，煎至 1 碗，即可服用。

服用：每日 1 剂，2 次水煎服。

功效：健脾除湿、利水降脂。

方五

适应证：糖尿病。

妙方：玉米须 30 克，绿豆芽 25 克，柿叶 30 克。

用法：将上物放入锅内，倒入 2 碗清水，煎至 1 碗，即可服用。

服用：每日 1 剂，2 次水煎服。

功效：清热利尿、降糖止渴。

方六

适应证：小便不通、膀胱炎、小便疼痛。

妙方：玉米须 30 克，车前子 15 克，甘草 6 克。

用法：将上物放入锅内，倒入 2 碗清水，煎至 1 碗，即可服用。

服用：每日 1 剂，2 次水煎服。

功效：清热解毒、利水消炎。

荞麦 ——清热解毒、降压减肥

话 说 荞 麦

荞麦又称乌麦、花荞,为蓼科植物荞麦的种仁。荞麦原产于我国,是我国古代重要的粮食作物和救荒作物之一,喜凉好湿润,野生于荒地或路旁,分布在北方和西南高寒山区,主要产地为内蒙古、山西、陕西等地区。我国的荞麦种植面积和产量均居世界第二位。

荞麦为一年生草本植物,茎直立,叶互生,叶片三角形,叶缘微波状。顶生或腋生总状花序,初秋季开白色或淡红色小花。三棱状卵形瘦果,棕黄色或棕褐色。花、果期7～10月。霜降前后种子成熟收割,打下种子,除去杂质,晒干备用。

荞麦生长期极短,立秋前后下种,农历八九月间即可收获,也就是两三个月时间,是填闲补种的农作物。现在,我国栽培的主要有普通荞麦和鞑靼荞麦两种,前者称甜荞,后者称苦荞,世界性荞麦多指甜荞,苦荞在国外视为野生植物,多用于饲料,只我国有栽培和食用习惯。

【历史概述】

我国是荞麦的故乡,种植和食用荞麦已有几千年历史。古书《神农书》中就有关于荞麦的记载。唐代文学家韩愈在《杂说》中言"凡荞麦。五月耕。经三十五日。草烂得转并种,耕三遍。立秋前后皆十日内种之",较为详细记载了荞麦。

唐代农学家韩鄂所撰的我国古代著名农书《四时纂要·六月》专设"种荞麦"条目"立秋在六月,即秋前十日种,立秋在七月,即秋后十日种。定秋之迟疾,宜细详之",可见古人对种植荞麦的重视。

北宋诗人陈师道在《后山丛谈》中谓"中秋阴暗,天下如一。荞麦得月而秀。中秋无月,则荞麦不实",叙述了当时人们已经认识到栽培荞麦与气候的关系。

时至明清时期,我国种植荞麦已较为普遍。明代农学家宋应星在《天工开物》中云"凡荞麦南方必刈稻,北方必刈菽稷而后种";清代学者郭云升在所撰的《救荒简易书》中指出荞麦可与苜蓿混种,至"刈荞时,苜蓿生根,明年自生",说明了当时人们对荞麦的栽培技术又有了进一步的认识。

自从我国荞麦由唐朝传入日本之后,荞麦食品一直风靡日本诸岛,料理方法就达100多种,至今日本国仍然把荞麦食品列为保健食品。还有朝鲜、苏联、尼泊尔、欧美各国人们也喜欢食用荞麦。

近些年来,现代医学、食品营养学等方面的研究表明,苦荞麦营养价值居所有粮食作物之首,对现代"文明病"有重要的防治意义。因而,苦荞麦备受世界各国的重视,加强对它保健食品的开发,现在全球的贸易量大幅度提高,其食品越来越受世界各国消费者的欢迎。

【诗文欣赏】

荞麦和小麦的形状不同,荞麦茎弱而翘然,开花时遍地如撒雪花,蜜蜂飞来飞去,景色十分优美。唐代诗人白居易曾写诗赞道:"霜草苍苍虫切切,村南村北行人绝。独出前门望田野,月明荞麦花如雪。"寥寥数语把这优美的景色跃然纸上。

【烹饪简介】

荞麦是我国北方一种传统的食品。荞麦的嫩叶可炒食当蔬菜吃,清淡爽口;荞麦叶晒干可制作茶叶,泡茶喝,清香扑鼻。荞麦脱壳后可直接烧饭、煮粥,简单方便,营养丰富。

荞麦磨成粉与其他面粉一样可烙饼、擀面条、做汤饼、制扒糕、包水饺等民间风味小吃,用荞麦酿酒,酒色清澈,常饮能强身健体。

虽然荞麦粉的面色与其他面粉相比差了一点,但是用它做成面条或扒糕,佐以麻酱或羊肉汤,清香鲜美,别具一番风味,其中最有特色要数"汤饼",古时汤面称为"汤饼",而不是现在的烩饼。它是用一种特制的饸饹饹床子,将荞麦面压成细而长的圆状条面,煮沸至熟软后,捞入碗内,再加入多种调料,如香葱、大蒜、香菜、辣椒、香油、胡椒面等调味品,再加入羊肉或牛肉,在寒冬腊月吃上一碗,顿感血脉通畅,寒气全消,浑身有力,适宜舒坦。

陕西韩城一带有一种叫"荞面饸饹"的小吃较为流行,饸饹吃法较多,可热食,也可凉吃;如加入羊肉的就叫"羊肉饸饹",如加入牛肉就叫"牛肉饸饹";在饸饹内加入蒜泥、油辣、香菜、芥末、胡椒面等调料,吃起来有一股特异的香味,也是当地人百吃不厌的风味小吃。

用荞麦面做的扒糕也十分有特色。食用时,把扒糕切成凤眼状,放入盆子内,加入香醋、辣油、酱油、大蒜末、芝麻酱、胡椒面等调味品,酸辣鲜美,口感筋道,诱人食欲。

烹制荞麦粉要做得松软易食,烹煮荞麦面的时间宜短,荞麦面汤内溶有蛋白质和芦丁等营养物质,最好把面汤一起喝完。

【营养价值】

荞麦营养丰富,有苦荞麦、甜荞麦之分,我国大部分地区出产苦荞麦,苦荞麦的营养价值比甜荞麦高,其中蛋白质高 61.5%,脂肪高 56.9%,维生素 B_2 高 3.16 倍,维生素 P 高 13.5 倍。

荞麦中所含有的赖氨酸和精氨酸是人体不可缺少的必需氨基酸,是人体生长发育、维护生理功能所需的重要物质。荞麦所富含的亚油酸、维生素 B_3 和芦丁。其中亚油酸具有降低血清中的胆固醇、软化血管的作用;维生素 B_3 能促进机体的新陈代谢,增强解毒能力,还具有扩张小血管和降低血液胆固醇的作用;芦丁是维持血管抵抗力、降低其通透性、减少脆性等保护血管的重要物质,有保护视力和预防脑血管出血的作用。

荞麦还富含磷、铁和镁等矿物质,这些物质对维持人体心血管系统和造血系统的正常生理功能具有重要作用。其中镁元素,能促进人体纤维蛋白溶解,使血管扩张,抑制凝血块的形成,具有抗血栓的作用;铬元素是防治糖尿病的重要元素,还有硒元素是具有预防癌症、抗衰老作用。

荞麦中还含有较多的 2、4-二羟基顺式肉桂酸,是抑制皮肤生成黑色素的物质,有预防老年斑和雀斑发生的作用。荞麦还富含可溶性膳食纤维,可以清洁消化壁和增强消化功能,有防治便秘,预防心血管疾病、癌症、糖尿病及其他疾病的功用。

由此可见,荞麦有营养较高的价值,中老年人经常适量食用荞麦,可增强视力,预防白内障、脑血管出血及可增加人体胰岛素的功能,具有预防糖尿病、预防癌症、抗衰益寿的养生保健功效。

【文献记载】

我国历代医学家把荞麦视为治病的良药,并根据临床实践对其药用价值进行了研究与论述,现选录如下。

唐代医学家孟诜道,荞麦"实肠胃,益气力,续精神,能炼五脏滓秽"。

明代著名药物学家李时珍在其所著的《本草纲目》中言,荞麦"降气宽肠,磨积滞,消热肿风痛,除白浊白带,脾积泄泻"。

清代医学家王士雄在其编撰的《随息居饮食谱》中曰:"荞麦,罗面煮食,开胃宽肠,益气力,御风寒,炼滓秽,磨积滞,与芦菔同食良。以性有微毒而发痼疾,芦菔能制之也。"

清代医学家黄宫绣在其编撰的《本草求真》中说:"荞麦,味甘性寒,能降气宽肠,消积去秽,凡白带、白浊、泄痢、痘疮溃烂、汤火灼伤、气盛湿热等症,是其所宜。"

【适宜应用】

中医学认为,荞麦性寒、味甘,入脾、胃,具有清热解毒、健胃利肠、降压减肥、收敛止汗等功效,适应肠胃积滞、慢性泄泻、多汗、自汗、偏头痛、痢疾、烫伤、烧伤、白浊、白带、痈疽丹毒等病症。

荞麦茎叶有降压、止血的功用,适应肺出血、高血压、视网膜出血、脑出血、毛细血管脆弱性出血等病症。

我国民间常用荞麦煮饭食用,治疗慢性泄泻、肠胃积滞;用荞麦面加红糖煮成面糊喝,治疗多汗、自汗;用荞麦面炒黄加凉开水调敷,治疗烫伤、烧伤。

现代医学研究发现,荞麦可防治贫血、高脂血症、动脉硬化、糖尿病、冠心病、高血压、便秘、癌症等病症。

另据研究发现,荞麦中所含的某些黄酮类成分具有抗菌消炎、祛痰止咳的作用,因而,荞麦还有"消炎粮食"的美称。

温馨提醒

荞麦一次不可食用过多,以免引起消化不良。荞麦与黄鱼相克不宜同食,以免引起不良反应。

荞麦因其性寒凉,故脾胃虚寒、消化功能差、经常腹泻、身体虚弱者忌食,肿瘤患者也忌食,以免加重病情。

荞麦的食疗功效

近几十年来,国内外有关专家运用现代科学技术对荞麦进行了各方面的研究,对其药理研究结果概述如下。

荞麦是预防脑梗死、心肌梗死的良药

据现代药理学研究表明,荞麦中含有丰富的镁元素和不饱和脂肪酸等物质,能促进人体纤维蛋白溶解,有利于胆固醇酯化,降低血中胆固醇和三酰甘油,降低血液黏稠度,改善血液微循环使血管扩张,抑制凝血块的形成,具有抗栓塞的作用。

由此可见,荞麦是预防脑梗死、心肌梗死的良药。据说在喜马拉雅山南面的尼泊尔人,不但大量吃荞麦面,也吃荞麦的嫩茎和叶,因而,当地居民很少患心脑血管疾病。

荞麦是糖尿病患者的康复佳品

据现代药理研究证明,荞麦中含有降低血糖有效成分,能增高糖类耐受量,具有良好的降低血糖的作用。因而,糖尿病患者长期适量食用荞麦对疾病康复大有益处。

荞麦富含芦丁,是防治出血症的“妙方”

据现代药理研究证明,荞麦中富含芦丁(维生素 P)和维生素 B_3,芦丁是生物类黄酮物质之一,是一种多元酚衍生物,它和维生素 B_3 都有降低血脂和改善毛细血管通透性及血管脆弱性的作用,能防治鼻出血、肺出血、脑出血、视网膜出血、高血压脑病、出血性紫癜、急性出血性肾炎、产后出血等症。

我国民间把荞麦茎叶视为治疗出血症的“灵丹妙方”,用荞麦茎叶水煎药治疗肺出血、高血压、视网膜出血、脑出血、毛细血管脆弱性出血等病症,均获良好的疗效。

荞麦有宽肠通便、预防癌症的作用

据现代药理研究证明,荞麦含有丰富的膳食纤维,这些纤维素能在肠道中

吸收水分,使肠内容物膨胀,增加大便量,并能刺激结肠的蠕动,引起便意,清肠排便,减少毒素、废物在体内积存,同时,也能减少了粪便中致癌物质与肠黏膜接触的时间,起到宽肠通便,预防直肠癌的作用。

据现代药理研究证明,苦荞麦中富含硒元素,能清除体内自由基、排除体内毒素、抗氧化、能有效地抑制过氧化脂质的产生、增强人体免疫功能、预防癌症的作用。

硒是联合国卫生组织确定的人体必需的微量元素,而且是该组织目前唯一认定的防癌抗癌元素。美国癌症研究所医学专家指出,适量的硒几乎能防止一切癌变。硒被科学家称为人体微量元素中的"抗癌之王"。

由此可见,中老年人经常适量食用荞麦即可保持大便畅通,又能起到防癌抗癌的作用。

荞麦营养保健养生美食

荞麦韭菜烙饼

原料:荞麦粉300克,韭菜100克。

调料:豆油15克,精盐适量,味精少许,胡椒粉少许。

制法:(1)先将韭菜洗净,切成细末,与荞麦粉、适量清水、精盐、味精、胡椒粉拌匀成面糊,备用。

(2)把平底锅烧热后,用豆油擦锅后,倒入荞麦面糊摊平,用文火烙至两面焦黄香熟,趁热食用。

特点:韭香鲜美、营养丰富。

功效:补脾利肠、排毒降压。

适应证:糖尿病、冠心病、高血压、高脂血症、动脉硬化等。

荞麦香葱烙饼

原料:荞麦粉150克,香葱50克。

调料:豆油15克,精盐适量,味精少许。

制法:(1)将香葱洗净,切成细末,与荞麦粉、精盐、味精、适量清水和成面团,以稍软为宜,摘成小团,压成厚约3厘米的圆饼,备用。

(2)将平底锅烧热后,刷上少许油,放上圆饼烙至两面蕉黄香熟,趁热食用。

特点：清香味美、北方小吃。

功效：清热排毒、通脉化瘀、降脂降压。

适应证：脑梗死、心肌梗死、高脂血症、动脉硬化、冠心病、高血压等。

荞麦南瓜羹

原料：荞麦粉 60 克，南瓜 200 克。

调料：红糖 60 克。

制法：(1) 将荞麦粉用清水调成面糊；南瓜去籽、皮洗净，切成小丁，备用。

　　　(2) 将南瓜丁、适量清水放入锅内，先用大火煮沸后，再改用小火煮至熟烂，加入荞麦面搅拌均匀，煮沸 2～3 分钟，即可食用。

特点：色泽嫩黄、甜美可口。

功效：清热解毒、补脾利肠。

适应证：肠胃积滞、慢性泄泻、食欲不振等。

备注：糖尿病患者不宜食用。

荞麦莲子羹

原料：荞麦粉 100 克，莲子 16 克，大枣 15 枚。

调料：白糖适量，糖桂花少许。

制法：(1) 将荞麦用清水搅拌成面糊；莲子肉、大枣洗净，用清水浸泡至发胖；备用。

　　　(2) 把莲子、大枣放入锅内，倒入适量清水，先用大火煮沸后，再改用小火煮至熟软，加入荞麦糊搅拌均匀，煮沸 2 分钟，加入白糖调好口味，淋上糖桂花，即可食用。

特点：红白相间、香甜可口。

服用：每日 1 剂，分 2 次食用。

功效：健脾益胃、清热解毒、养血安神。

适应证：脾虚食少、食欲不振、心烦失眠、年老健忘等。

荞麦猴菇羹

原料：荞麦面 100 克，水发猴头菇 100 克。

调料：精盐、味精、香油各少许。

制法：将猴头菇洗净，挤去苦水，切成细末，放入锅内，倒入适量清水。先用大火煮沸后,再加入荞麦面煮成羹状,加入精盐、味精调好口味,淋上香油,即可服用。

特点:清香鲜美、浓稠可口。

服用:每日 1 剂,分 2 次温食。

功效:健脾利胆、消肿化瘤。本方资料选自《嘉善诊余录》,为抗癌康复食谱,如常与药物配合治疗有良效。

适应证:胆管肿瘤。

荞麦的灵丹妙方

方一

适应证:偏头痛。

妙方:荞麦子、胡椒各 1 克,生姜汁少许。

用法:将荞麦子、胡椒研为细末,用生姜汁调成糊状,敷于太阳穴,盖上纱布,用胶布固定,1 小时后取下。

功效:温经通络、利窍止痛。

方二

适应证:高血压、高脂血症、动脉硬化等。

妙方:鲜苦荞麦叶 60 克,豨莶草 30 克,枸杞根 15 克。

用法:将上物放入锅内,倒入 3 碗清水,煎至 1 碗,即可服用。

服用:每日 1 剂,2 次水煎服,连服 10～15 天。

功效:清热降压、泻火降脂。

方三

适应证:脑梗死、心肌梗死、冠心病、高脂血症、动脉硬化等。

妙方:苦荞麦 50 克,黑木耳 5 克,银耳 5 克。

用法:将上物放入锅内,倒入 3 碗清水,煎至 2 碗成粥,即可服用。

服用:每日 1 剂,分 2 次服用,喝粥食木耳,连服 10 天。

功效:活血通脉、化瘀软管。

方四

适应证：小儿牙痛。

妙方：荞麦根1把,红糖适量。

用法：将上物放入锅内,倒入3碗清水,煎至2碗,即可服用。

服用：每日1剂,2次温服。

功效：清热解毒、泻火止痛。

方五

适应证：慢性泻痢、妇女白带。

妙方：荞麦30克,山楂18克。

用法：将上物放入锅内,倒入2碗清水,煎至1碗,即可服用。

服用：每日1剂,2次水煎服。

功效：健脾调中、涩肠止带。

方六

适应证：乳腺炎、丹毒、痈疽、无名肿毒等。

妙方：荞麦面、米醋各适量。

用法：将荞麦面炒黄,用米醋调成糊状,敷于患处,盖上纱布,外用胶布固定。
　　　每日早、晚换1次,连用3～5天。

功效：清热解毒、消炎疗疮。

红薯 ——健脾益气、补中和血

话 说 红 薯

红薯又称山芋、番薯，为旋花科植物红薯的块根。红薯原产于中美洲，16世纪末传入我国，现在我国大部分地区都有种植。红薯耐瘠、耐旱、抗风、抗雹能力强，是高产稳产的农作物，民间有"一季红薯半年粮"之说。我国的红薯产量为世界第一。

红薯为一年生草本植物，单叶互生，叶片呈宽卵形。腋生聚伞花序，花苞片小，花冠钟状，粉红色、白色、淡紫色或紫色。蒴果卵形或扁圆形。花期9～12月。秋、冬季采挖块根，鲜品供应市场，亦可窖藏备用。

【典故传说】

相传，红薯是明代万历年间传入我国的。当时我国福建长乐县有一位华侨陈振龙，他常到吕宋（现菲律宾）经商，发现吕家种植的红薯产量高，容易种植，而且"生熟可茹""可济民食"，便决心把红薯引种到我国。

当时统治吕宋的西班牙当局不准红薯外传，如把红薯走私出国将受到严厉的处罚。陈振龙几经周折，用重金买了几尺红薯秧，偷偷带上船，并把它缠绕在绳索内巧妙地逃过了海关的检查，终于把红薯秧运回了福州。陈振龙和儿子陈经纶试种成功，并获丰收。

万历十二年，福建大灾荒，陈经纶向福建巡抚金学推荐红薯，于是各县都推广栽种，大有成就，使广大民众度过了灾荒。

后来，陈经纶的孙子陈以桂把它传入浙江鄞县，又由陈以桂的儿子陈世元传入山东胶州。陈世元又叫他的长子陈雩、次子陈燮传种到河南朱侧镇和黄河以北的一些县，三子陈术传种到北京、通州一带。后人为了纪念陈氏引种红薯的功绩，还在福建建立了"先薯词"。

【烹饪简介】

红薯主要作为粮食充饥，生食甜脆，可代替水果；熟吃香美甘软，吃在嘴中，甜在心里。

红薯也可当蔬菜炒食或炸红薯片制成菜肴，如四川菜中"炒红薯泥"，别具风味；"灯影苕片"用红薯片油炸之后，淋上麻辣汁，香脆味美，风味独特。

近年来，由于红薯叶营养丰富，有"蔬菜皇后"之美称，也被亚洲蔬菜研究中心评为高营养蔬菜之一，在欧美、日本、中国香港等地刮起一股"红薯叶热"。红薯叶一经巧手烹饪，已经成为饭店、餐馆的餐桌上佳肴，深受广大消费者欢迎。

红薯叶的烹制方法也简单，选择新鲜的红薯嫩叶洗净后，用沸水焯一下，沥干水分，加入酱油、精盐、味精、香油、红油一起凉拌，清香嫩绿，鲜嫩爽口；用红薯叶与肉丝一起爆炒，清香滑爽，鲜嫩可口，但其味最美。

此外，红薯叶还可煮汤、熬粥，但要等煮沸后再放入，一沸即可，这样可使其外观嫩绿，诱人食欲。

有些地方用红薯做成煎饼、馒头、蛋糕、布丁、粉条等，这些五花八门的小吃，深受老幼喜爱。近几年，食品加工厂用红薯制成的奶油红薯蛋卷、红薯冰淇淋等冷饮食品，为红薯的食用增添了新的风味。

红薯的美中不足，就是缺少蛋白质和油脂，如把牛奶和红薯一起烹饪食用，既能增加其口感，又能使营养更加全面。

现在，冬天人们喜欢吃火锅，吃火锅总要吃不少红薯粉条。大家都认为红薯粉条是用保健食品红薯做的，多一点也不要紧。

事实上红薯粉条也不宜多吃，因为在加工过程中会加入一些明矾，明矾的主要成分是硫酸钾铝，其中含有大量的铝。人吃多了之后，过多的铝可积蓄在人体各个器官内，如肾、脾、睾丸、肌肉、骨骼和大脑，当达到一定数量以后就可以引起铝中毒。长期食用，就会引起慢性铅中毒，严重时会影响身体健康及儿童的生长发育。

选购小窍门

选购红薯，要优先挑选纺锤形状的，表皮光滑，无破损、无霉味、无黑色斑点者为佳品。红薯有红皮、白皮两个品种，红皮的肉黄、味甜，白皮的味稍淡、肉质酥粉。

【营养价值】

红薯营养十分丰富，其中所含的糖类较高，为30％，且易被人体所消化吸收，营养价值较高。所以，欧美人称其为"第二面包"，苏联科学家称赞它是未来的"宇航食品"。

红薯所含的蛋白质较低，只有1.8％左右，但这些蛋白质的氨基酸是人体必需氨基酸，而大米、面粉恰恰缺乏赖氨酸。红薯与米面混吃，可以得到更为全面地蛋白质补充。

红薯含有较多的胶原和黏多糖物质，是一种多糖蛋白质的混合物，能保持人体动脉血管的弹性，防止心血管脂肪沉积及动脉粥样硬化的发生；这些物质还可使皮下脂肪减少，对人体有一定的减肥健美作用，还可防止肝、肾结缔组织萎缩，预防胶原组织疾病的发生。

红薯中还含有一种类似雌性激素的物质，能减轻妇女更年期综合征症状，并能延缓衰老，保持皮肤弹性，具有抗衰美容的作用。

红薯所富含胡萝卜素，它可促进人体免疫力增强，促使上皮细胞正常成熟，抑制上皮细胞异常分化，消除有致癌作用的氧自由基，阻止致癌物与细胞核中的蛋白质结合，有防癌抗癌的作用。

红薯还富含纤维素，能在肠内大量吸收水分，增加粪便体积，这不仅能够预防便秘，减少结肠癌的发生，还有助于血液中的胆固醇的形成，可预防冠心病的发生。

【文献记载】

我国历代医学家把红薯视为治病的良药，并根据临床实践对其药用价值进行了研究与论述，现选录如下。

清代医学家赵学敏在其编撰的《纲目拾遗》中言，红薯"补中，和血，暖胃，肥五脏。白皮白肉者，益肺生津。煮时加牛姜一片，调中与姜枣同功；同（与）红花煮食，可理脾血，使不外泄"。

清代医学家赵其光在其编撰的《本草求原》中云，红薯"凉血活血，宽肠胃，通便秘，去宿瘀脏毒，舒筋络，止血热渴，产妇最宜。和鱼、鳢鱼食，调中补虚"。

清代医学家王士雄在其编撰的《随息居饮食谱》中曰，红薯"煮食补脾胃，益气力，御风寒，益颜色"。

我国古代重要的药物学专著《医林纂要》载，红薯"（生用）止渴，醒酒，益肺,宁心;(熟用)益气,充饥,佐谷食"。

【适宜应用】

中医学认为,红薯性平、味甘,入脾、胃、大肠经,具有健脾益气、补中和血、生津止渴、宽肠通便、益气力等功效,适应血虚、小儿疳积、痢疾下血、习惯性便秘、脾虚水肿、肾虚遗精、肾虚夜尿多、月经失调、产妇体虚、疮疡肿毒等症。

现代医学研究发现,红薯可防治肥胖症、糖尿病、高血压、冠心病、便秘、癌症等病症。

温馨提醒

红薯因富含氧化酸和粗纤维,故不宜过多食用;冷红薯也不能食用,以免引起胃腹不适。凡胃溃疡、胃酸过多者少食为宜,以免引起腹胀、反酸、胃酸、肚胀排气等不良反应。

红薯与白酒、柿子、香蕉、螃蟹、番茄相克不宜同食,以免引起不良反应。

凡有斑点的烂红薯不能食用,以免引起中毒。这是因为表皮有褐色或黑色斑点的红薯,说明它已受到黑斑病菌的污染。黑斑病菌排出的毒素含有番薯酮和番薯酮醇,它能使红薯变硬、发苦,对人体肝有损害,此毒素用水煮和火烧均不能被破坏。因此,食用红薯时要仔细观察,如发现有斑点的红薯,千万不能食用。

红薯的食疗功效

近几十年来,国内外有关专家运用现代科学技术对红薯进行了各方面的研究,对其药理研究结果概述如下。

红薯被世界卫生组织评为最佳食品

前几年,世界卫生组织(WHO)经过3年的研究和评选,红薯被世界卫生组织评为"最佳蔬菜"的第一名。这是因为红薯含有丰富的淀粉、膳食纤维、胡萝卜素、维生素A、维生素B、维生素C、维生素E及钾、铁、铜、硒、钙等10余种微量元素和亚油酸等,是营养最均衡的食品,且能有效地为人体所吸收,预防营养不良症,对人体有很高的营养价值,故法国营养专家称它是当之无愧的"高级保健食品"。

我国有关医学专家曾对广西、南通的百岁老人之乡进行调查后发现,这些百岁寿星有一个共同的特点,就是喜欢每日吃红薯几个,甚至将其作为主食。

由此可见,男女老少经常适量食用红薯具有预防疾病、养生保健、延年益寿的作用。

红薯有抗衰葆青、养颜美容的作用

现代药理研究发现,红薯中所富含绿原酸,这是有一种可促进人体的皮肤、骨骼、肌肉中胶蛋白的合成与分解的特殊成分,有促进新陈代谢、防止衰退的作用,具有抗氧化、抗衰老、抗肌肉骨骼老化的功用,可用来预防宇航员因太空失重而引起的骨骼和肌肉衰退,故苏联科学家赞它是未来的"宇航食品"。绿原酸还有明显清除抗自由基作用,可抑制黑色素的产生,防止出现雀斑和老人斑,具有祛斑美容的作用。

现代药理研究发现,红薯中还含有一种类似雌性激素的物质,能促进女性荷尔蒙的分泌,从而明显减轻发热、盗汗等更年期综合征症状,能抑制肌肤老化、保持肌肤弹性、减缓人体的衰老进程的作用,具有润泽肌肤、养颜防皱的作用。

由此可见,中老年人经常适量食用红薯具有保持青春活力、葆青抗衰、养颜美容的作用。

白皮红薯是糖尿病患者的康复佳品

据日本专家的动物实验研究发现,患有糖尿病的实验鼠在服食白皮红薯的第四周、第六周后血液中胰岛素水平分别降低了 26％、60％;并发现白皮红薯还能有效地抑制患有糖尿病的实验鼠口服葡萄糖后血糖水平的升高;白皮红薯也可以降低其三酰甘油和游离脂肪酸的水平,白皮红薯对糖尿病康复有较好的治疗作用。

另据报道,奥地利维也纳大学的一项临床研究发现,2 型糖尿病患者在服用白皮红薯提取物后,其胰岛素敏感性得到改善,能有效地控制血糖水平的升高,研究提示白皮红薯有一定的抗糖尿病的作用。

由此可见,糖尿病患者经常适量食用红薯对疾病康复大有裨益。

红薯是治疗习惯性便秘的"灵丹"

据现代药理研究证明,红薯含有丰富的膳食纤维,这些纤维素能在肠道中吸收水分,使肠内容物膨胀,增加大便量,并能刺激结肠的蠕动,引起便意,有宽肠通便的作用。红薯还含有紫茉莉甙,这就是我们切红薯时所看见的从皮下渗出的一种白色液体,有缓下作用,能有效地刺激肠道蠕动,对治疗习惯性便秘有特效。因而,红薯是治疗习惯性便秘的"灵丹"。

红薯具有增强免疫力、防癌抗癌的作用

据现代药理研究证明,红薯所富含胡萝卜素、叶酸、胶原和黏多糖物质及膳食纤维等物质,能增强人体免疫力,促使上皮细胞正常成熟,抑制上皮细胞异常分化,消除有致癌作用的氧自由基,能阻止致癌物与细胞核中的蛋白质结合,具有明显地抑制癌细胞增殖的作用,有防癌抗癌的作用,尤其对防治结肠癌和乳腺癌更有效。

另据美国费城医院、美国一所大学研究发现,红薯中含一种叫 DHEA 抗癌活性物质,对防治癌症有一定的效果。日本国立预防癌症研究所,也研究发现红薯能有效地抑制结肠癌和乳腺癌的发生,熟红薯、生红薯其抗癌效应,分别被排在蔬果杂粮的第一、第二位。

由此可见,红薯具有增强免疫力、防癌抗癌的作用。

红薯营养保健养生美食

红薯香甜煎饼

原料:红薯 250 克,糯米粉 100 克,熟芝麻末少许。

调料:豆油 60 克,白糖 35 克,蜂蜜少许。

制法:(1) 将红薯洗净,用蒸锅蒸熟后,取出剥皮、研为细泥,加入糯米粉、白糖拌匀制成面团,切成小块,擀成月饼大小的扁圆饼,备用。

(2) 把平底锅烧热后,倒入豆油,待油温五成热时,放入圆饼煎至两面焦黄,取出刷上蜂蜜,撒上芝麻末,即可食用。

特点:香甜可口、外焦里嫩。

功效：健脾胃、益气力、强肾阴。

适应证：脾虚食少、神疲纳差、食欲不振、产妇体虚、年老多病、习惯性便秘等。

备注：糖尿病患者不宜食用。

香葱红薯烙饼

原料：红薯粉 300 克，牛奶 1 杯，香葱 50 克。

调料：香油 20 克，精盐适量，味精少许。

制法：(1) 将红薯粉放入盆内，加入精盐、味精、牛奶调匀成稀糊状；香葱洗净，切成细末；备用。

　　　(2) 把平底锅烧热，加入少许香油涂抹均匀，倒入红薯糊，立即晃锅，使面糊沾满锅底撒上香葱末，用小火慢慢烙至两面香脆起壳后，铲起装盆，即可食用。

特点：清香脆美、饼薄如纸。

功效：健脾胃、益气力、强肾阴。

适应证：糖尿病、高血压、冠心病、肥胖症、便秘、癌症等。

西式烤红薯

原料：红薯 500 克，牛奶 30 克，鸡蛋 3 只。

调料：白脱油 25 克，精盐、黑胡椒粉各少许。

制法：(1) 将红薯洗净，放入锅内，用清水煮熟至煮烂，捞出去皮，放入大碗内，捣烂成泥；备用。

　　　(2) 将烤箱温度调至 100℃，烤盘上加入白脱油，稍微加热，使其熔化，在盘底铺匀；备用。

　　　(3) 将打散的鸡蛋、牛奶、白脱油、精盐、黑胡椒粉与红薯泥一起拌匀后，再均匀地铺在烤盘上，将烤盘放火烤箱内，烘烤约半小时，待焦黄香熟时取出，切成小块，趁热食用。

特点：奶香甜美、异国口味。

功效：健脾通便、益气和血、营养丰富。

适应证：脾虚体弱、病后体虚、年老体弱、肾虚夜尿多、习惯性便秘、产妇体虚等。

甜美红薯条

原料：红薯 500 克。

调料：色拉油 15 克,红糖 75 克,白糖 50 克,蜂蜜 25 克。

制法：(1) 将红薯去皮洗净,切成长条,备用。

　　　(2) 把红糖、白糖、色拉油、适量清水倒入锅内,用文火煮至溶化后,放入红薯条用小火煮至呈透明玻璃色,即可装盆,加入蜂蜜,趁热食用。

特点：清香甜蜜、别有风味。

功效：补中益气、健脾和血。

适应证：脾虚食少、食欲不振、年老多病、神疲纳差、习惯性便秘等。

备注：糖尿病患者不宜食用。

红薯补虚汤

原料：红薯 150 克,胡桃仁 25 克,红枣 15 枚,荸荠 50 克。

调料：冰糖适量。

制法：(1) 将红薯、荸荠去皮洗净,切成小块,红枣、胡桃仁洗净,备用。

　　　(2) 先把红枣、胡桃仁放入锅内,倒入适量清水,煮至七成熟,再放入红薯块、荸荠块、冰糖煮至熟酥,即可服用。

特点：香甜味美。

服用：每日 1 剂,分 2 次服食。

功效：补虚养血、健脾益肾。

适应证：年老体弱、体弱多病、肾虚遗精、肾虚夜尿多、产妇体虚、习惯性便秘等。

备注：糖尿病患者不宜食用。

红薯芦笋抗衰丁

原料：鲜红薯 150 克,鲜白芦笋 100 克。

调料：蜂乳 10 毫升。

制法：将红薯洗净去皮,切成小丁,芦笋洗净,用沸水烫一下,切成小丁。把红薯丁、芦笋丁、蜂乳放在一起拌匀,即可。

特点：菜色诱人、清香甜美。

服用：每日 1 剂,分 2 次服食。

功效：抗衰防癌、健脾通便、返老还童。

适应证：延年益寿、年老体弱、体弱多病、病后体虚、肾虚夜尿多、习惯性便秘等。

红薯康复食疗妙方

方一

适应证：习惯性便秘。

妙方：红薯 300 克。

用法：将红薯洗净，用清水煮至熟软，即可。

服用：每日 1 剂，分 2 次空腹服用，连服 15 剂以上。

功效：健脾、宽肠、通便。

方二

适应证：肾虚夜尿多。

妙方：红薯 150 克，胡桃仁 18 克，白果 16 克。

用法：将上物放入锅内，倒入 3 碗清水，煎至 2 碗，即可服用。

服用：每日 1 剂，分 2 次温食服。

功效：补肾、健脾、止尿。

典型病例

　　吕某，50 岁后夜尿多，半夜起床小便 4～5 次，并影响睡眠，深为痛苦。经朋友介绍服用本方 5 天后，夜尿就少了，再服用 8 剂，半夜起床小便减至 1～2 次，疗效良好。本方为食疗方有补肾作用，胜过药物，且常食也无不良反应。

方三

适应证：糖尿病。

妙方：鲜红薯叶 60 克，鲜冬瓜皮 80 克。

用法：将上物切碎，放入锅内，倒入 2 碗清水，煎至 1 碗，备用。

服用：每日 1 剂，2 次水煎服。

功效：清热利尿、生津止渴。

方四

适应证：小儿疳积

妙方：鲜红薯叶 90 克。

用法：将上物放入锅内，倒入 2 碗清水，煎至 1 碗，备用。

服用：每日 1 剂，2 次水煎服。

功效：健脾胃、消食积。

方五

适应证：湿疹。

妙方：新鲜红薯 1 个，纱布 2 块。

用法：将红薯洗净，去皮，捣烂绞汁，用纱布浸湿，湿敷患处，盖上纱布，加上塑料纸，外用胶布固定。每日换 1～2 次，连敷 5～7 天。

功效：利湿、润肤、止痒。

方六

适应证：痈疮。

妙方：新鲜红薯叶 90 克，红糖适量。

用法：将红薯叶洗净，与红糖捣烂如泥，敷于患处，盖上纱布，用胶布固定。每日换 1 次。

功效：清热解毒、敛疮消肿。